AF717002

Das Basische Prinzip

Barbara Simonsohn

Das Basische Prinzip

Dr. Jacobs Schutzformel gegen
die größten Gesundheitskiller unserer Zeit

Haben Sie Fragen an den Verlag?
Anregungen zum Buch?
Erfahrungen, die Sie mit anderen teilen möchten?

Besuchen Sie unsere sozialen Netzwerke:
www.mankau-verlag.de/forum

mankau

Bibliografische Information der Deutschen Nationalbibliothek
Die Deutsche Nationalbibliothek verzeichnet diese Publikation in der Deutschen Nationalbibliografie; detaillierte bibliografische Daten sind im Internet über http://dnb.d-nb.de abrufbar.

Barbara Simonsohn
Das Basische Prinzip
Dr. Jacobs Schutzformel gegen die größten Gesundheitskiller unserer Zeit
ISBN 978-3-86374-541-7
3. Auflage 2026 (1 2 · 2019 2020)

Mankau Verlag GmbH
Pfarrgasse 1
D-82497 Unterammergau
kontakt@mankau-verlag.de
www.mankau-verlag.de

Lektorat: Thomas R. Wolf, MetaLexis; Redaktionsbüro Julia Feldbaum, Augsburg
Endkorrektorat: Susanne Langer-Joffroy M. A., Germering
Gestaltung Umschlag: Hauptmann & Kompanie Werbeagentur Zürich
Layout und DTP: Lydia Kühn, Aix-en-Provence, Frankreich
Energ. Beratung: Gerhard Albustin, Raum & Form, Winhöring

Bildnachweis:
© **Dr. Ludwig M. Jacob** S. 8, 21, 32, 59, 60, 75, 80, 93, 120, 121, 123, 126, 136, 146
© **Barbara Simonsohn** S. 12, 148–154, 157–161
© **stock.adobe.com** solvod: 5, 17, 18, 24, 25, 26; monropic: 7, 109, 110, 112, 113, 117, 129, 133–135, 146; Spectral-Design: 23; crevis: 5, 27, 28, 37, 48, 60, 66, 73, 80, 86, 93; designua: 44; Марина Мартынова: 64; Maria.Epine: 164, 166, 168, 171, 175, 176, 178, 180

Druck: Westermann Druck Zwickau GmbH, Zwickau/Sachsen

FSC www.fsc.org MIX Papier | Fördert gute Waldnutzung FSC® C110508

Wichtiger Hinweis:
Verlag und Autorin haben bei der Erstellung dieses Buches Informationen und Ratschläge mit Sorgfalt recherchiert und geprüft, dennoch erfolgen alle Angaben ohne Gewähr; Verlag und Autorin können keinerlei Haftung für etwaige Schäden oder Nachteile übernehmen, die sich aus der praktischen Umsetzung der in diesem Buch dargestellten Inhalte ergeben. Bitte respektieren Sie die Grenzen der Selbstbehandlung, und suchen Sie bei Erkrankungen einen erfahrenen Arzt oder Heilpraktiker auf.

Inhalt

Übersäuerung – die gemeinsame Ursache vieler Zivilisationskrankheiten

Die größten Gesundheitskiller unserer Zeit

Praxisteil: Basische Ernährung und Lebensweise

Vorwort von Dr. med. Ludwig Manfred Jacob

Meine erste Begegnung mit dem Thema Übersäuerung war dramatisch. Ich war zwölf Jahre alt und unterhielt mich in einem Moment noch mit meinem Vater. Im nächsten Moment lag er kreidebleich im Bett und krümmte sich vor Schmerzen. Er hatte eine Nierenkolik. Nierensteine sind typischerweise das Ergebnis chronischer Übersäuerung, wonach aus Kalzium und Oxal- oder Harnsäure kristalline Ablagerungen entstehen. Wenn diese dann im Harnleiter stecken bleiben, kommt es zu den furchtbarsten Schmerzen. Das war ein Erlebnis, das er nie mehr vergessen sollte. Ab diesem Zeitpunkt nahm er jeden Abend eine große Portion Citrate, die Nierensteine verhindern und auflösen können. Nicht nur bekam er keine Nierensteine mehr, sondern auch sein Haarausfall, der bereits weit fortgeschritten war, hörte auf. Das gab ihm zu denken, und er veränderte auch seine ärztliche Vorgehensweise: Der Säure-Basen-Haushalt wurde zum besonderen Steckenpferd in seiner internistischen Praxis. Bei allen Krebspatienten stellte er eine chronische Übersäuerung fest. Ihre Urinwerte waren meistens sauer. Zu jener Zeit waren »Naturheilkunde« und »Übersäuerung« für Schulmediziner noch Schimpfworte und wurden einfach komplett ignoriert.

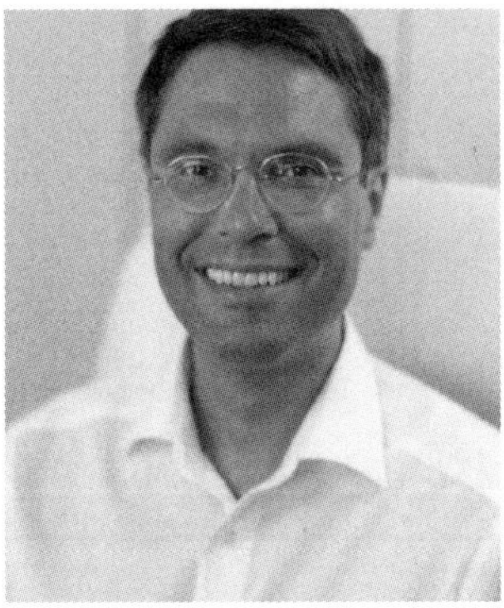

Dr. med. Ludwig Manfred Jacob – Arzt, Forscher, Erfinder, Unternehmer und Autor

Mein zweites Schlüsselerlebnis war die Vorlesung eines Pharmakologen im Medizinstudium. Dieser erklärte, dass die Menschen im Laufe ihres Lebens die Hälfte ihrer Nierenfunktion verlieren würden und man daher die Medikamente anpassen sollte. Ich war schockiert. Ohne mit der Wimper zu zucken, erklärte er es als praktisch normal, dass wir die Hälfte dieses lebenswichtigen Organs verlieren. Das konnte ich nicht akzeptieren; tief in mir bildete sich die unerschütterliche Überzeugung, dass der Verlust der Nierenfunktion nicht etwas Natürliches ist, sondern mit unserer Lebensweise zu tun hat. Eine chronisch säurebildende und salzreiche Ernährung schädigt die Nieren. Meine damalige Vermutung ist inzwischen auch durch zahlreiche Studien belegt. Dazu kommt noch, dass die meisten Menschen zu wenig trinken und ihr Urin daher zu konzentriert ist, also einen hohen Anteil an Schadstoffen enthält.

Was kann man dagegen tun? In Deutschland gab es damals nur natriumreiche Citratmischungen und Basenmittel mit viel Natron, Kalziumcarbonat oder noch Schlimmerem wie sogar Aluminium- und Nickellaktat.

Klar war, dass Citrate optimal sind, weil sie organisch sind und auch die Hauptbasen in Gemüse und Obst darstellen. Aber was wäre die beste Form für diese wirkungsvollen Basenstoffe? Um das herauszufinden, untersuchte ich vor allem die Mineralstoffzusammensetzung von Gemüse, Kräutern und Obst. Ich errechnete den Mittelwert von etwa fünfzig der am häufigsten verzehrten Pflanzen und fand heraus, dass diese sehr kaliumreich waren und praktisch kein Natriumchlorid oder Salz enthielten. Darüber hinaus enthielten sie Kalzium und Magnesium im Verhältnis von 3:2. Also waren sie tatsächlich wertvolle Lieferanten für basenbildendes Kalium, Magnesium und Kalzium – alle drei Mangelmineralien in der typischen Ernährung.

Im Gegensatz dazu enthält Milch zehnmal mehr Kalzium als Magnesium, und das Kalzium liegt als Kalziumphosphat vor, also nicht als eine basenbildende Kalziumverbindung.

Nach dem Rezept der Natur entwickelte ich im Jahr 2000 das erste Citrat-Basenmittel ohne Natriumzusatz. Das nahm auch mein Vater ab diesem Zeitpunkt.

Je mehr ich mich dann im Laufe der Jahrzehnte mit dem Mineralstoff- und Säure-Basen-Haushalt beschäftigte, desto klarer wurde mir, warum die Schulmedizin und die Naturheilkunde in einem sehr langen und intensiven Konflikt standen. Die Schulmedizin betonte die Bedeutung der Mineralstoffe, konnte aber mit dem Thema Übersäuerung und Säure-Basen-Verhältnis nichts anfangen. Die Naturheilkunde dagegen thematisierte sehr stark die Übersäuerung, hatte aber falsche Erklärungsmodelle und verkannte die immense Rolle der Mineralstoffe im Säure-Basen-Haushalt. In der Naturheilkunde verwendete man traditionell Natriumbicarbonat und Kalziumcarbonat. Das sind besonders preiswerte basische Verbindungen.

Sie entsäuern zwar stark, aber alkalisieren und schädigen Magen und Darm. Zudem liefern sie die falschen Mineralstoffe.

Inzwischen ist auch in der medizinischen Forschung die Bedeutung des Säure-Basen-Haushalts klar erkannt und belegt. Es wird sicherlich aber noch einige Jahre oder gar Jahrzehnte dauern, bis diese Erkenntnisse auch beim Arzt vor Ort wirklich angekommen sind. Für den heutigen Mediziner ist die Übersäuerung oder Azidose immer noch eine akute intensivmedizinische Situation, die zwar lebensbedrohlich ist, aber nur sehr selten vorkommt.

Die latente Übersäuerung, die quasi über Jahrzehnte relativ symptomlos verläuft, entgeht seiner Wahrnehmung und wird auch in seiner Ausbildung nicht thematisiert. Dabei sollte es jedem Arzt bewusst sein, welche enorme Bedeutung der pH-Wert auf alle Reaktionen im menschlichen Körper hat, denn die Funktion von Proteinen und Enzymen wird durch den pH-Wert reguliert. Schon kleine Veränderungen des pH-Werts haben eine enorme Wirkung auf die Aktivität eines Enzyms und damit auf den gesamten Organismus.

Aber genauso wie der Verlust der Nierenfunktion über Jahrzehnte undramatisch abläuft, sind die Schädigungen durch die chronische Übersäuerung lange Zeit relativ symptomlos und erst dramatisch, wenn die Nieren nicht mehr in der Lage sind, die fixen Säuren auszuscheiden. Hier spielt Ammoniak als giftiger »Notpuffer« der Säuren eine besonders negative Rolle. Die Situation spitzt sich nun stark zu, und es kommt im Alter zum bekannten Knochen- und Muskelverlust als eine Folge jahrzehntelanger chronischer Übersäuerung.

Daher spielt ein gesunder Säure-Basen- und Mineralstoff-Haushalt, die beide untrennbar miteinander verbunden sind, eine zentrale Rolle bei der Aufrechterhaltung unserer Gesundheit und beim Erreichen eines gesunden Alters. Wir haben inzwischen den Verlust der Nierenfunktion als etwas Natürliches akzeptiert, und wir glauben, dass chronische Nierenerkrankungen, die es noch vor hundert Jahren praktisch nicht gab, etwas ganz Normales sind. Dem ist aber nicht so. Es gibt Populationen in sogenannten »Blue Zones«, die gesund alt werden, und Naturvölker, welche diese Probleme überhaupt nicht kennen. Das basische Prinzip begegnet uns hier auf Schritt und Tritt als ein Grundpfeiler der Gesundheit, während die latente Azidose bei quasi allen Wohlstandserkrankungen als wesentlicher Co-Faktor auftritt.

Bluthochdruck ist inzwischen weltweit die Todesursache Nummer eins. Ein wesentlicher Auslöser ist die säurebildende, salzreiche und kaliumarme Ernährung, deren Auswirkungen durch Stress und Übergewicht und einen dadurch erhöhten Cortisolspiegel potenziert werden.

Dabei sind weder Säuren noch Basen an sich das Problem, sondern der Verlust des Gleichgewichts all dieser Elemente. Hippokrates fasste es vor Jahrtausenden zusammen: »Alles im Übermaß ist der Natur entgegengesetzt.« Im heutigen Lebens- und Ernährungsstil haben wir ein starkes Übermaß an Dingen, die uns in Körper, Geist und Seele übersäuern lassen: von Dauerstress über Schlafmangel bis hin zu Fast Food.

Barbara Simonsohn lernte die Bedeutung des Säure-Basen-Haushalts und die heilsame Wirkung des Säureausgleichs früh von der bekannten Basen-Ärztin Dr. Renate Collier kennen. Ihre langen Erfahrungen mit Entspannungsmethoden, welche die Seele entsäuern – heute häufig der Hauptsitz der Übersäuerung – ergänzen sich sehr gut mit meiner wissenschaftlichen und praktischen Arbeit im Bereich des Säure-Basen- und Mineralstoff-Haushalts.

Unser beider großer Wunsch ist es, dass dieses Buch Ihnen das Wissen und die praktischen Werkzeuge an die Hand gibt, mit denen Sie gesund und vital alt werden können. Denn letztlich wollen wir unserem Leben nicht nur mehr Jahre, sondern unseren Jahren vor allem auch mehr Leben schenken. Hier erfahren Sie, wie das praktisch geht. Gesundheit ist in unseren Augen der wahre Wohlstand. In Anlehnung an den Schweizer Ernährungsreformer Max Bircher-Benner (1867–1939) möchte ich sagen, dass Ernährung und Gesundheit vielleicht nicht das Höchste sind, aber der Boden, auf dem das Höchste gedeihen oder verderben kann.

Bleiben Sie gesund!

Herzlichst
Ihr Dr. med. Ludwig Manfred Jacob
im November 2019

Einleitung: Mein Weg zu einer basischen Lebensweise

Mit 23 Jahren hatte ich, Barbara Simonsohn, meine Gesundheit schon in eine Schieflage gebracht und meinen Darm durch falsche Ernährung ruiniert. Ich war abhängig von Abführmitteln, oft halfen noch nicht einmal mehr als zwanzig Kapseln, und die empfohlene Dosis waren nur ein bis zwei. Ein Gesundheitstag an der Hamburger Universität war meine Rettung.

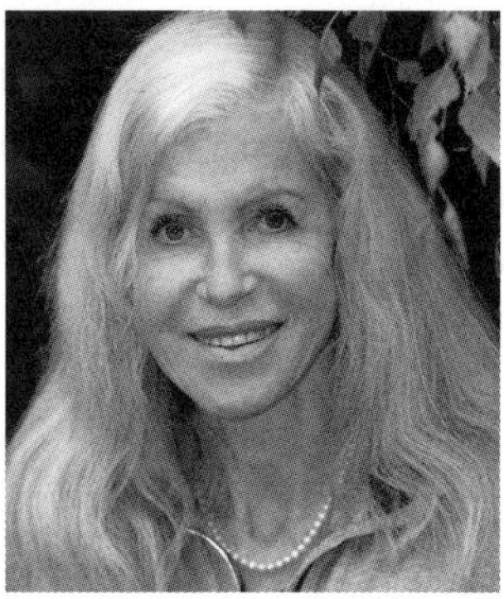

Barbara Simonsohn, Autorin, Reiki-Lehrerin

Dort sprach eine zierliche Ärztin über Übersäuerung. Anhand der Symptome, die sie in einem Lichtbildvortrag schilderte, erkannte ich mich wieder. Am Ende des Vortrags ging ich zu ihr und fragte sie, ob ich vielleicht übersäuert sei. Sie schaute mich nur kurz an und sagte: »Ja, komm für eine Azidose-Kur in meine Kurklinik auf Sylt.«

Die Anamnese erbrachte: Mein Querdarm war so erschlafft, dass er bei der Bauchmassage gar nicht auffindbar war, er hatte sich hinter dem Schambein versteckt. Unter der ärztlichen Aufsicht von Dr. Renate Collier fastete ich vier Wochen lang, die ersten Tage bei alten Semmeln und Milch, danach mit Kräutertee und Mineralwasser. Mir ging es besser und besser. Ich erlernte von Dr. Collier die Azidose-Massagen zur Mobilisierung von Säuren im kollagenen Bindegewebe, durch die ihre Patienten nicht nur gesünder, sondern auch verjüngt und verschönt aus der Kur nach Hause zurückkehrten. Ich war so fasziniert von dieser Transformation, dass ich für diese geniale Ärztin Seminare organisierte, sie begleitete und mich von ihr in der ersten Ausbildung dieser Art zur Azidose-Seminarleiterin schulen ließ. Das Thema »Übersäuerung« habe ich nie wieder aus den Augen verloren. Durch Azidose-Massagen habe ich schon vielen Menschen zu einer besseren Gesundheit verholfen. In Seminaren unterrichte ich mit dem Ziel, dass diese lernen, sich selbst zu helfen.

Übersäuerung ist Grundlage und Hauptursache für viele chronische Erkrankungen: Diabetes, Gicht, Rheuma, Osteoporose, Herz-Kreislauf-Erkrankungen, Niereninsuffizienz und sogar Krebs.

Nachdem Sie dieses Buch gelesen haben, werden Sie wissen, wie Sie leben und sich ernähren müssen, um dauerhaft im Säure-Basen-Gleichgewicht zu sein. Die Faszination für dieses Thema hat mich dazu gebracht, 2016 ein Buch »Azidose-Therapie« und ein Jahr später ein Büchlein »Fasten – leicht gemacht« zu veröffentlichen. In diesem Handbuch sind alle Massagen für sich selbst und andere minutiös abgebildet. Über das Azidose-Buch habe ich Dr. Ludwig Manfred Jacob kennengelernt, und so ist diese fruchtbare Zusammenarbeit zustande gekommen.

Das Hauptziel dieses Buches ist, anhand seiner Erkenntnisse und Forschungen einen Weg zu nachhaltiger Gesundheit aufzuzeigen. Ganz nach dem Motto: »Du bist, was du isst.«

Dr. Jacobs Weg des genussvollen Verzichts

Im Vordergrund steht die Normalisierung des Stoffwechsels, das Säure-Basen-Gleichgewicht, die Regulierung des Körpergewichts und die Normalisierung des Blutdrucks, der Blutzucker- und Insulinwerte sowie der Knochendichte. Durch diesen Weg können die meisten der bekannten Zivilisationskrankheiten gelindert oder gar geheilt werden. Daher ist dieses Buch eine Fundgrube für Menschen, die Krankheiten vorbeugen, ihre Gesundheit weiter verbessern und ein hohes Alter in Würde und Selbstständigkeit erreichen möchten.

Dr. Jacob schlägt dabei eine Schneise in den Dschungel teilweise widersprüchlicher Ernährungsempfehlungen. Seine Ausführungen über die Auswirkungen von Essen und Trinken sowie weiterer Lebensstilfaktoren beruhen auf einer soliden wissenschaftlichen Grundlage. Sein umfassendes Fachbuch »Dr. Jacobs Weg des genussvollen Verzichts« (2013) basiert auf mehr als 1400 einschlägigen Studien, etwa zum Zusammenwirken von Insulin und dem Säure-Basen-Haushalt.

Vieles mag den Leser überraschen. So ist der negative Einfluss von tierischem Protein und tierischen Fetten auf den Insulinstoffwechsel noch weitgehend unbekannt. Der Verzehr tierischer Produkte trägt mehr als

Kohlenhydrate zur Entstehung des erworbenen Diabetes Typ 2 bei und daneben auch zum sogenannten metabolischen Syndrom sowie zur Entstehung einer Fettleber. Ein Zuviel an Natrium und ein Mangel an Kalium treiben den Blutdruck in die Höhe, fördern Schlaganfall, Insulinresistenz und Diabetes, Magenkrebs, Demenz, Nierenschwäche, Osteoporose und Autoimmunerkrankungen. Die zentrale Bedeutung des Säure-Basen-Haushalts für die Gesundheit des Menschen wurde zwar in der Naturheilkunde schon seit Langem erkannt, in der modernen Medizin allerdings hat dieses Thema noch nicht die notwendige Aufmerksamkeit gefunden, um dem Patienten optimal helfen zu können. Hier leistet Dr. Jacob einen wertvollen Beitrag, indem er die Verbindung von Säure-Basen- und Mineralstoff-Haushalt in den Vordergrund rückt und besonders auf die Natrium-Kalium-Balance eingeht, die sich durch die übliche Zivilisationskost in einem eklatanten Ungleichgewicht befindet. Wir nehmen viel zu viel Natrium und viel zu wenig Kalium zu uns.

Populäre Diäten oder Lebensweisen wie Low-Carb- oder Paleo- bzw. Steinzeitdiäten werden aufgrund ihrer gesundheitlichen Gefahren wissenschaftlich fundiert entzaubert. Auch die übliche fleischlastige Kost bei gleichzeitig intensiver Nutzung von Milchprodukten ist nicht nur gesundheitsgefährdend, sondern auch unethisch und ökologisch nicht vertretbar aufgrund der begrenzten Ressourcen und der drohenden Klimakrise.

Dr. Jacobs Weg zeigt Alternativen auf, die kalorienarm, vitalstoffreich, natriumarm und kaliumreich sind. Lebensmittel werden daraufhin analysiert und bewertet, was ihre Wirkung auf das Säure-Basen-Gleichgewicht und die Insulin-Balance betrifft. Hohe Nährstoffdichte bei geringer Kalorienzahl heißt die Devise, Gesundmacher statt Dickmacher. Nahrung mit leeren Kalorien ist auch daher keine gute Idee, weil der Sättigungseffekt ausbleibt. Kein Wunder, dass der Körper damit nicht das an Vitalstoffen bekommt, was er wirklich braucht. Viele Menschen verhungern regelrecht an vollen Töpfen.

Dr. Jacobs Weg spricht die wesentlichen »Killer« an, die unsere Lebensqualität und Lebensdauer einschränken bzw. verkürzen. Eine pflanzenbetonte, salzarme und kaliumreiche Kost mit reichlich frischen Zutaten löst viele Probleme auf einmal. Die Krankheitsrisiken lassen sich damit extrem und nachhaltig reduzieren. Außerdem hält eine pflanzenbasierte Ernährung jung! Flankiert wird Dr. Jacobs Weg durch Tipps für ausreichend Bewegung und Übungen zur tiefen Bauchatmung. Die Notwendigkeit von Tief- und Heilschlaf und die Bedeutung von Entspannung, Meditation und Muße werden deutlich gemacht. Indem der Leser in die wesentlichen Mechanismen unseres Wunderwerks Körper einsteigt, versteht er grundlegende Zusammenhänge und wird gleichzeitig motiviert, den Weg nach Dr. Jacob zu nachhaltiger Gesundheit zu beschreiten.

Verantwortung übernehmen

Dieses Buch soll Sie einladen, Verantwortung für sich, Ihre Gesundheit sowie Ihre Mit-, Um- und Nachwelt zu übernehmen. Denn die Geißel der Zivilisationserkrankungen kann durch die moderne Medizin nur etwas gelindert, nicht behoben oder geheilt werden.

Ein Umschwung auf einen gesünderen Lebensstil kann erst einmal etwas holprig und ungemütlich sein. Wer sich dauerhaft seines Lebens erfreuen will, sollte die Kunst des »genussvollen Verzichts« lernen. Wer seine Ernährungs- und Lebensweise ändern will, schwimmt gegen einen mächtigen Strom der Gewohnheit und Manipulation durch Werbung, »der nach allen Naturgesetzmäßigkeiten in Richtung Selbstzerstörung walzt«, so Dr. Jacob.

Dr. Jacobs Weg basiert nicht nur auf wissenschaftlichen Fakten, sondern auch auf seinem persönlichen etwa viermonatigen Weg zum Idealgewicht und zu optimalen Puls-, Blutdruck- und Blutwerten. Schon kleine Änderungen bringen große Resultate. Freiwilliger Verzicht auf Ungesundes ist ein Ausdruck innerer Stärke. Je mehr Sie die Eigenverantwortung für Ihr Leben und Ihre Gesundheit zurückbekommen, desto mehr stärken Sie Ihre innere Kraft. Es handelt sich nicht um eine Ideologie, sondern um eine wissenschaftlich fundierte und in der Praxis erprobte Lebensweise.

Seelisch, geistig und physisch fit zu bleiben bedeutet eine große und lebenslange Herausforderung. Natürlich ist eine gesunde, »artgerechte« Ernährung nicht alles, aber ohne sie stoßen auch andere Gesundheitsfaktoren wie Bewegung, Tiefschlaf, tiefe Bauchatmung und Entspannungstechniken irgendwann an ihre Grenzen. Alles zusammen, mit der Ernährung als zentrale Stellschraube, führt zu strahlender Gesundheit und Lebensqualität im Alter. Wer möchte das nicht? Alt werden, ohne alt zu sein?

Wenn Sie dies Buch gelesen haben, wissen Sie, was bei einem bestimmten Ernährungsmuster am Ende wirklich herauskommt, und zwar nach Jahrzehnten. Besonders langlebige Volksgruppen werden vorgestellt. Außerdem werden die wissenschaftlich belegten Einflüsse beleuchtet, welche die Ernährung und ihre einzelnen Bestandteile auf den Stoffwechsel, die Hormone und körperliche Abläufe bis hin zu den Kraftwerken in der Zelle haben. Der Schwerpunkt am Ende des Buches liegt in der Umsetzung dieser Erkenntnisse sowie Erfahrungen aus der Praxis in einen alltagstauglichen Plan, der bestens geeignet ist, um gesund zu bleiben oder Zivilisationskrankheiten wie das metabolische Syndrom oder Bluthochdruck auf natürliche und ursächliche Weise zu heilen.

Der 7-Tage-Plan mit Schwerpunkt Ernährung zeigt Ihnen das »Strickmuster« einer gesunden Lebensweise. Nachhaltige Gesundheit bedeutet Verzicht auf das, was schadet, aber in vielerlei Hinsicht einen großen Gewinn. Ich lade Sie ein, die Ernährungsumstellung als eine kulinarische Entdeckungsreise zu betrachten.

Man kann nichts vermissen, was man nicht kennt. Strahlende Gesundheit, Vitalität und Lebensfreude sind in meinen Augen unser natürliches Erbe und Geburtsrecht. Beanspruchen wir es – jetzt!

Übersäuerung – die gemeinsame Ursache vieler Zivilisationskrankheiten

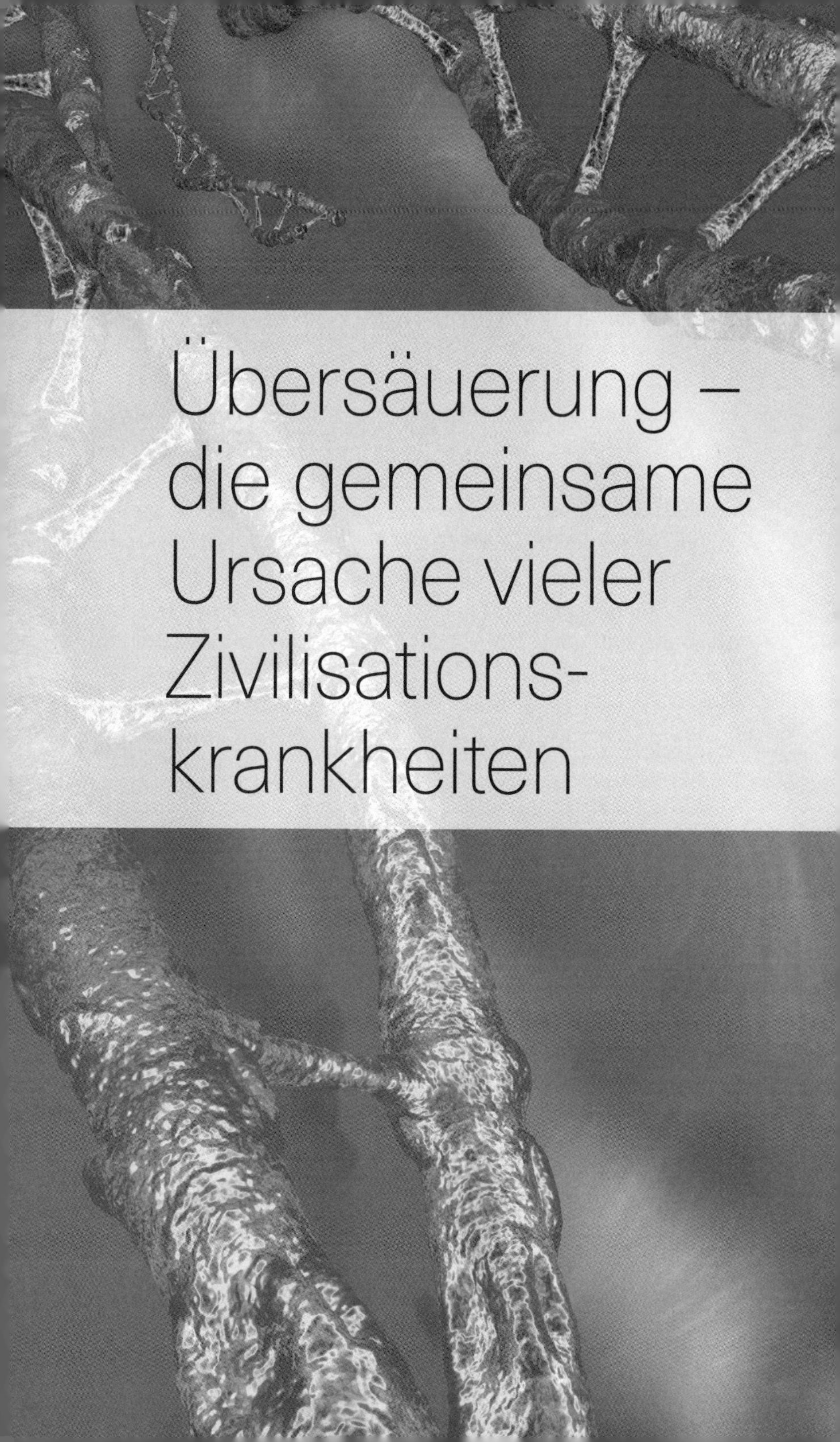

Was bedeutet »Übersäuerung«?

Sind Sie oft müde, gereizt oder angespannt? Haben Sie häufig Sodbrennen oder Magen-Darm-Beschwerden? Sind Ihre Haare mit der Zeit dünner geworden oder fallen vermehrt aus? Haben Sie brüchige Nägel? Haben Sie nach sportlichen Aktivitäten regelmäßig und für längere Zeit Muskelkater? Bekommen Sie trotz Zahnpflege öfters Karies?

Alle diese Symptome können auf eine Übersäuerung des Organismus hinweisen. Eine Übersäuerung oder latente Azidose betrifft immer den gesamten Körper. Daher erstaunt es nicht, dass eine Vielzahl von Krankheiten ihren Ausgangspunkt in einer Übersäuerung haben. Prüfen Sie, ob Sie eine der folgenden Beschwerden oder Krankheiten haben: Knochenschmerzen oder Osteoporose, Muskel- und Gelenkschmerzen, Rheuma oder chronische Schmerzzustände, Kopfschmerzen oder Migräneanfälle, Diabetes mellitus, Nierensteine oder Gicht, Wechseljahresbeschwerden oder das Prämenstruelle Syndrom, Herzrhythmusstörungen oder Bluthochdruck bis hin zu Schlaganfall und Herzinfarkt?

Wenn Sie zum Arzt gehen und sagen, Sie seien übersäuert, wird er Ihnen vielleicht eine Blutprobe abnehmen, den pH-Wert oder Säuregehalt bestimmen und dann sagen: »Nein, sind Sie nicht.« Der pH-Wert des Blutes ist nämlich immer relativ konstant, er liegt im arteriellen Blut bei einem Wert von 7,4, sonst würde – bei einer Blutazidose – alsbald der Tod eintreten. Der Körper hat Strategien entwickelt, mit der üblichen Säureflut aus unserer Zivilisationskost umzugehen und sie einigermaßen unschädlich zum Beispiel im kollagenen Bindegewebe als Säuredepot zu speichern. Wenn Sie gar Ihrem Hausarzt sagen, Sie seien verschlackt, kann als Antwort kommen: »Sie sind nicht verschlackt! Sie sind doch kein Kamin.« Die Schulmedizin kann mit dem Begriff »Übersäuerung« oder »Azidose« immer noch nicht allzu viel anfangen.

Aber schon der berühmte Arzt der Antike, Hippokrates von Kos, wusste: »Von allen Zusammensetzungen unserer Körpersäfte wirkt sich die Säure zweifellos am schädlichsten aus.« Wenig hat sich bei Ärzten herumgesprochen, dass inzwischen wissenschaftlich belegt ist, dass die Nierenfunktion und die Pufferkapazität im Alter immer weiter absinken und daher der Körper und das Blut immer anfälliger gegenüber Säuren werden. Diese Säuren entstehen vor allem bei Mangeldurchblutungen und können dann zu Herzinfarkt und Schlaganfall führen.

Naturheilkundler seit Hippokrates wussten um die Gefahr einer Übersäuerung. In den letzten Jahren finden ihre Thesen Bestätigung in Form von Hunderten von wissenschaftlichen Veröffentlichungen. Die Naturheilkunde hat es allerdings versäumt, den Begriff »Übersäuerung« wissenschaftlich klar zu definieren. Daher wird der Begriff von der Schulwissenschaft bzw. Schulmedizin gern als »unwissenschaftlich« oder »Unsinn« abgetan.

In diesem Buch werden insbesondere die wissenschaftlichen Hintergründe der latenten Azidose, der schleichenden Übersäuerung, beleuchtet. Die latente Azidose unterscheidet sich deutlich von der akuten Azidose im Blut, die immer einen Notfall darstellt und intensivmedizinisch behandelt werden muss. Die echte Blutazidose tritt sehr selten auf, weil dieser Zustand lebensbedrohlich ist und der Organismus daher umfangreiche Ausgleichsmechanismen entwickelt hat, um diesen zu verhindern.

Was nun bedeutet »Übersäuerung« eigentlich? Wie und warum fördert sie die Entstehung und Entwicklung von so vielen Krankheiten? Was außer Stress trägt alles noch zur Übersäuerung des Körpers bei? Antworten auf diese Fragen werde ich Ihnen auf den folgenden Seiten geben. Wenn Sie sich dazu entscheiden, Ihren Säure-Basen- und Mineralstoff-Haushalt auszugleichen, verspreche ich Ihnen, dass Sie damit Ihr Wohlbefinden immens steigern werden. Denn unser Wohlbefinden und die Balance unseres Säure- und Mineralstoff-Haushaltes sind eng miteinander verknüpft.

Definition nach Dr. Jacob

Die Definition des Azidose-Forschers, der zur Analyse der Zusammenhänge ein eigenes Institut gegründet hat, lautet:

»Bei einer Übersäuerung ist der Körper nicht mehr ausreichend dazu in der Lage, Säuren zu neutralisieren, abzubauen und auszuscheiden. Dieser Prozess beginnt schleichend und unbemerkt, aber eskaliert im Laufe der Jahrzehnte zu schwerwiegenden Krankheitsbildern.«

Die Folge sind chronische Erkrankungen, die symptomatisch behandelt werden und deren eigentliche Ursache oft verkannt wird.

Durch ganz normale Stoffwechselvorgänge im Körper entstehen ständig Säuren, wie zum Beispiel Milchsäure, die in einem halbwegs gesunden Stoffwechsel problemlos abgebaut werden können. Auch mit Lebensmitteln führen wir unserem Körper permanent Säuren zu. Unser Organismus besitzt umfangreiche Puffersysteme und Ausscheidungsmechanismen, um Stoffwechselsäuren zu neutralisieren oder auszuscheiden. Die Leber baut die Stoffwechselsäuren wie zum Beispiel Milchsäure ab, über die Lunge werden flüchtige Säuren (CO_2) abgeatmet, die Nieren scheiden fixe Säuren aus der Nahrung wie Phosphor-, Schwefel- und Salzsäure als Phosphat-, Sulfat- und Chlorid-Ionen aus. Es ist wichtig, sich zu vergegenwärtigen, dass die fixen Säuren im Gegensatz zu den flüchtigen sehr aggressive, starke und potenziell schädliche Säuren darstellen. Daher muss jeder Überschuss dieser Säuren, um keinen Schaden anzurichten, an Kalium, Magnesium oder Kalzium gebunden und damit unschädlich gemacht werden.

Das Fatale ist nun, dass unsere heutigen Ernährungsgewohnheiten den Körper mit einer großen Menge dieser aggressiven Säuren konfrontieren, ohne dass sie genügend basenbildende Mineralstoffe enthält, um sie zu binden und unschädlich zu machen. Folgende aggressiven Säuren bringen unseren Organismus an seine Belastungsgrenzen:

1. **Phosphorsäure** aus Softdrinks, Wurst, Fast Food, Brot usw. und als Bestandteil von Zusatzstoffen oder Teil von Konservierungsmitteln
2. **Schwefelsäure** aus einer zu eiweißreichen Ernährung
3. **Salzsäure** aus einer salzreichen Ernährung. Viele wissen nicht, dass Natriumchlorid oder Speisesalz im Körper sauer verstoffwechselt wird.

Unser Körper ist ein Wunderwerk an Kompensation und Homöostase – innerem Gleichgewicht. Allerdings lässt eine dauerhafte Säureüberlastung durch unsere Nahrung die Puffersysteme des Organismus an ihre Grenzen stoßen. Durch die Übersäuerung des Stoffwechsels kommt es zur sogenannten latenten metabolischen Azidose, der schleichenden Übersäuerung im Zuge der Verstoffwechselung unserer Nahrung. Ohne akute Symptome, die mit dieser Problematik in Verbindung gebracht werden, bleibt sie in der Regel in der Schulmedizin ohne jede Beachtung und daher Jahre oder jahrzehntelang unentdeckt. Ist der Säure-Basen-Haushalt allerdings gestört, kommt es über kurz oder lang zur Entstehung chronischer Erkrankungen. Die starken bzw. fixen Säuren wie Phosphor-, Schwefel- und Salzsäure greifen Knochen, Bindegewebe und Körperzellen an. Dabei verursachen sie Schmerzen und vielerlei Beschwerden. Ein gestörter Säure-Basen-Haushalt geht Hand in Hand mit Störungen im Mineralstoff-Haushalt.

Außer einer säurebildenden Fehlernährung – zu den Einzelheiten komme ich noch – begünstigen auch der weitverbreitete Bewegungsmangel, Stresshormone, vor allem durch chronischen Stress, sowie weitere Faktoren, wie zu wenige Ruhepausen und ein schlechtes Schlafverhalten, ein weitverbreiteter unreflektierter Medien- und Internetkonsum und die übliche flache Brustatmung eine saure Stoffwechsellage. Unsere gesamte aktuelle Lebensweise könnte man als säurebildend und gesundheitsgefährdend betrachten.

Die übliche westliche Ernährung enthält einen Überschuss an säurebildenden Lebensmitteln. Viele wissenschaftliche Studien zeigen, dass unser Stoffwechsel nicht auf die moderne, einseitige und nicht »artgerechte« Ernährungs- und Lebensweise eingestellt ist und daher schleichend übersäuert. Für das Säure-Basen-Gleichgewicht sind daher basenbildende Lebensmittel wie Gemüse, Pilze, Kräuter und Obst von großer Bedeutung.

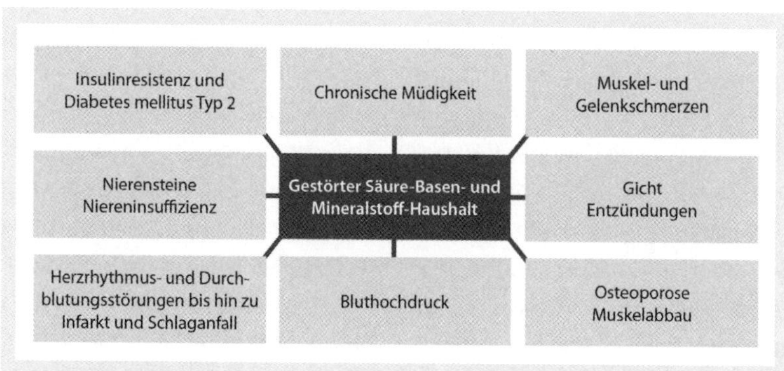

Folgen eines gestörten Säure-Basen- und Mineralstoff-Haushalts

Vor allem industriell verarbeitete Nahrungsmittel verlieren im Herstellungsprozess ihren natürlichen Gehalt an basisch wirkendem Kalium, Magnesium und Kalzium und werden künstlich angereichert mit Salz bzw. Natriumchlorid und Phosphat. Kartoffeln wirken basenbildend im Organismus, Kartoffelchips, Pommes und selbst Kartoffelpüree aus der Tüte hingegen fördern die Übersäuerung, um nur einige Beispiele zu nennen.

Symptome der Übersäuerung

Woran merken Sie, dass Sie übersäuert sind? Die Symptome einer chronischen Übersäuerung sind nicht spezifisch und können sich von Person zu Person unterscheiden. Grundsätzlich lässt sich sagen: Die moderne Ernährung und Lebensweise machen müde, »sauer«, dick und krank.

Sie finden im Kapitel »Krankheiten von A–Z« (→ Seite 93 ff.) eine Auflistung von Krankheiten, die mit einer latenten Azidose und einem verschobenen Mineralstoff-Haushalt – zu wenige Basenbildner wie Kaliumcitrat, zu viele Säurebildner wie Kochsalz (Natriumchlorid) – in Verbindung gebracht werden. Ungleichgewichte müssen sich aber nicht erst als Krankheiten manifestieren. Im Vorfeld bereitet eine latente Azidose ebenfalls schon Beschwerden wie Schlafstörungen, Nervosität, eine Neigung, bei Kleinigkeiten aufzubrausen, ständige Müdigkeit und Erschöpfung, Stimmungsschwankungen und depressive Verstimmungen.

Der Körper hat die Angewohnheit, überschüssige Säuren im kollagenen Bindegewebe zu »parken«, wo sie nicht so viel Schaden anrichten können wie anderswo. Dass dies die Versorgung und Entgiftung der Zellen behindert, werde ich in dem Kapitel über die extrazelluläre Matrix (→ Seite 37 ff.) deutlich machen. Sie können einen stumpfen Kneifgriff – ohne Beteiligung der Fingernägel – in das Gewebe auf der Außenseite Ihrer Oberarme machen. Tut es weh, sind es meist Säuren, es sei denn, Ihr Gewebe ist überempfindlich. Wie Sie sich selbst durch Massagen von diesen Säuren befreien können, habe ich in meinem Buch »Azidose-Therapie« beschrieben.

Meine Azidose-Therapie-Lehrerin Dr. Renate Collier hat folgende Krankheiten als »Säure-Krankheiten« bezeichnet: Allergien, Arteriosklerose, Diabetes Typ 2, Durchblutungsstörungen, Embolien, Störungen des Hormonsystems, Herzgefäßerkrankungen, Magen- und Zwölffingerdarmgeschwüre, Bluthochdruck, Nierenerkrankungen, Komplikationen nach Operationen, Steinleiden und Thrombosen. Dr. Erich Rauch führt darüber hinaus noch folgende Leiden auf: Arbeitsunlust, Atemnot, Gefäßkrämpfe, Nervosität, Rücken- und Kreuzschmerzen, Schlafstörungen, starkes Schwitzen und übler Körper- und Mundgeruch. Brüchige Nägel, Darmprobleme, glanzloses Haar, Haarergrauen, Haarausfall, Hautrisse, Hautunreinheiten, Konzentrations- und Gedächtnisschwäche, Muskelkrämpfe, Neuralgien, Paradontose, Ruhelosigkeit, rheumatische Beschwerden, Schilddrüsenstörungen, Schmerzempfindlichkeit besonders der Zähne auf Kaltes und Saures, trockene, fahle Haut, eine zunehmende Verschleimung der Atemwege und Nebenhöhlen können, Halima Neumann zufolge, Symptome einer latenten Azidose sein.[1]

Weitere typische Symptome einer Übersäuerung können Karies, schlaffe Haut, Cellulite, Faltenbildung und verfrühte Alterung sein. Auch erhöhte Harnsäurewerte, ein erhöhter Cholesterinspiegel, erhöhte Blutzuckerwerte und ein erhöhter Blutfettspiegel weisen auf eine Übersäuerung hin. Wirbelsäulen- und Bandscheibenbeschwerden können mit einer Entmineralisierung durch Übersäuerung einhergehen. Unfruchtbarkeit kann ein Azidose-Symptom darstellen. Die Hormondrüsen werden durch die Ernährung und die schleichende Vergiftung mit Schlacken und Säuren in ihrer Funktion beeinträchtigt. Die Hormondrüsen sind auch für Jugendlichkeit im Alter zuständig. Kein Wunder, dass verbreitete verfrühte Alterungserscheinungen mit einer Übersäuerung zusammenhängen.

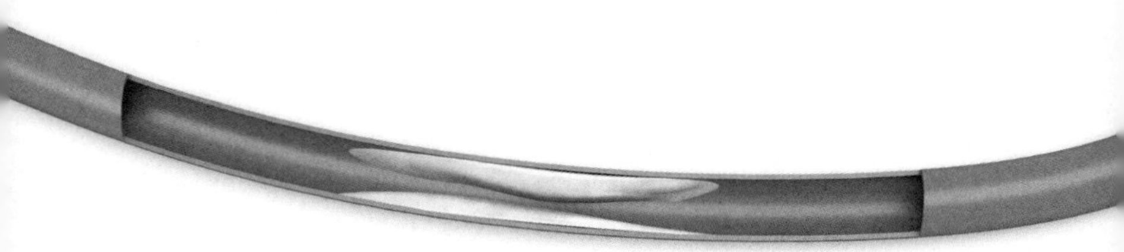

Bei einer Arteriosklerose verengen Ablagerungen von Cholesterin und Kalziumphosphat das Gefäß.

Wenn Sie sich um eine basenüberschüssige Ernährung und Lebensweise bemühen, kann man dies auch am Äußeren ablesen. Das Gesicht wirkt straffer, die Körperkonturen werden klarer, Hautunreinheiten verschwinden, und Falten werden reduziert. Die Augen strahlen. Sie halten mühelos Ihr Idealgewicht. Das Bindegewebe ist elastisch, insgesamt sehen Sie jugendlicher aus. Die Haare wachsen dicker, und die Fingernägel sind stabil. Durch eine basenbetonte Lebensweise haben Sie den Schlüssel für ein wertvolles, schmerzarmes Leben in der Hand.

Der Säure-Basen-Test

Beantworten Sie die folgenden Fragen, und finden Sie heraus, ob Ihre Ernährungs- und Lebensweise einen ausgeglichenen Säure-Basen-Haushalt unterstützt.

1. Wie viel gesunde Flüssigkeit (z. B. Wasser, Kräutertee) trinken Sie täglich?

- ☐ weniger als 0,5 Liter (4 Punkte)
- ☐ 0,5–1 Liter (3 Punkte)
- ☐ 1–1,5 Liter (2 Punkte)
- ☐ 1,5–2 Liter (1 Punkt)
- ☐ mehr als 2 Liter (0 Punkte)

2. Wie häufig trinken Sie Limonade, Cola, Kaffee oder Energydrinks?

- ☐ nie (0 Punkte)
- ☐ nur gelegentlich (1 Punkt)
- ☐ täglich (2 Punkte)
- ☐ mehrmals täglich (3 Punkte)

3. Wie viel Gemüse und Obst essen Sie? (1 Portion = 1 Handvoll)

- ☐ weniger als 1 Portion pro Tag (4 Punkte)
- ☐ 1–2 Portionen pro Tag (3 Punkte)
- ☐ 3 Portionen pro Tag (2 Punkte)
- ☐ 4–5 Portionen pro Tag (1 Punkt)
- ☐ mehr als 5 Portionen pro Tag (0 Punkte)

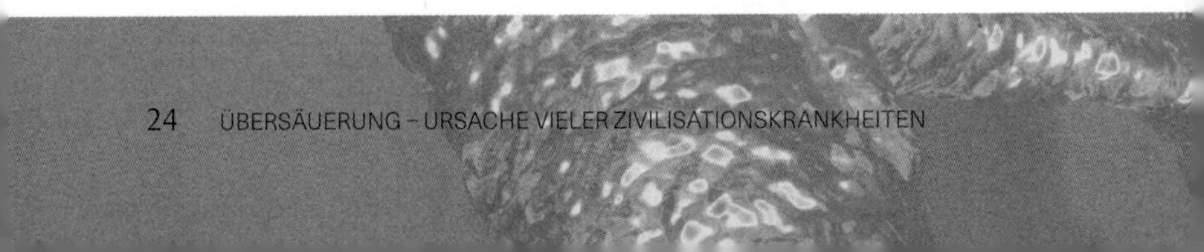

Viele Menschen erleben nach einer Ernährungs- und Lebensumstellung, wie sie in diesem Buch empfohlen wird, eine wirkliche Neuorientierung. Sie empfinden wieder höhere, liebevolle Gefühle zu sich und anderen Lebewesen. Ein basisches Milieu bringt uns auch nervlich wieder ins Gleichgewicht, weil der Parasympathikus oder Entspannungsnerv stimuliert wird. Körper, Seele und Geist hängen ganz eng miteinander zusammen. Der Arzt und Dichter Friedrich von Schiller sagte einmal: »Sorgt für eure Gesundheit – ohne die kann man nicht gut sein.«

4. Wie groß ist der durchschnittliche Anteil an Getreideprodukten/Brot in Ihrer Ernährung?

- ☐ weniger als ein Drittel der Mahlzeiten (0 Punkte)
- ☐ ein Drittel bis die Hälfte der Mahlzeiten (1 Punkt)
- ☐ die Hälfte bis drei Viertel der Mahlzeiten (2 Punkte)
- ☐ mehr als drei Viertel der Mahlzeiten (3 Punkte)

5. Wie häufig verzehren Sie Fleisch, Wurst, Fisch und Käse?

- ☐ gar nicht (0 Punkte)
- ☐ maximal einmal pro Woche (0 Punkt)
- ☐ mehrmals pro Woche (2 Punkte)
- ☐ täglich (3 Punkte)
- ☐ täglich mehrfach (5 Punkte)

6. Wie häufig essen Sie Süßigkeiten?

- ☐ selten bis nie (0 Punkte)
- ☐ mehrmals pro Woche (1 Punkt)
- ☐ täglich (2 Punkte)
- ☐ täglich große Mengen (3 Punkte)

7. Wie häufig trinken Sie Alkohol?

- ☐ seltener als einmal pro Woche (0 Punkte)
- ☐ einmal pro Woche (1 Punkt)
- ☐ mehrmals pro Woche (2 Punkte)
- ☐ (mehrere Gläser) täglich (3 Punkte)

8. Wie oft leiden Sie unter Sodbrennen?

- ☐ selten bis nie (0 Punkte)
- ☐ gelegentlich (1 Punkt)
- ☐ häufig (2 Punkte)
- ☐ täglich (3 Punkte)

9. Rauchen Sie?

- ☐ nein (0 Punkte)
- ☐ ja, gelegentlich (1 Punkt)
- ☐ ja, täglich (2 Punkte)
- ☐ ja, mehr als 10 Zigaretten täglich (3 Punkte)

10. Wie oft nehmen Sie Schmerzmittel oder Säureblocker ein?

- ☐ selten bis nie (0 Punkte)
- ☐ gelegentlich (2 Punkte)
- ☐ regelmäßig (3 Punkte)
- ☐ täglich (4 Punkte)

11. Wie häufig treiben Sie Sport?

- ☐ nie (2 Punkte)
- ☐ maximal einmal pro Woche (1 Punkte)
- ☐ mehrmals pro Woche (0 Punkte)
- ☐ Ich bin Leistungssportler. (3 Punkte)

12. Wie oft fühlen Sie sich in Beruf oder Familie gestresst?

- ☐ selten bis nie (0 Punkte)
- ☐ gelegentlich (1 Punkt)
- ☐ häufig (2 Punkte)
- ☐ Ich stehe unter starkem Dauerstress. (4 Punkte)

13. Leiden Sie unter Haarverlust? Wie sehen Ihre Haare aus?

- ☐ Meine Haare sind kräftig und glänzend (kein Haarausfall). (0 Punkte)
- ☐ Meine Haare werden dünner und fallen vermehrt aus (Geheimratsecken bei Männern). (1 Punkt)
- ☐ Meine Haare sind brüchig, das Haar ist ausgedünnt. (2 Punkte)
- ☐ Ich leide unter starkem Haarverlust (ausgeprägte Glatze bei Männern). (4 Punkte)

Auswertung

0–11 Punkte Super! Ihre Lebensweise spricht für einen ausgeglichenen Säure-Basen-Haushalt. Machen Sie weiter so!

12–24 Punkte Sie sind auf dem richtigen Weg!

25–46 Punkte Ihr Lebensstil und Ihre Ernährung bringen Ihren Säure-Basen-Haushalt aus dem Gleichgewicht.

Versuchen Sie, dem entgegenzuwirken. Haben Sie die Möglichkeit, Ihre Ernährung gesünder zu gestalten oder mehr Bewegung in Ihren Alltag einzubauen? Versuchen Sie es Schritt für Schritt. Sie werden mit einem tollen Körpergefühl belohnt!

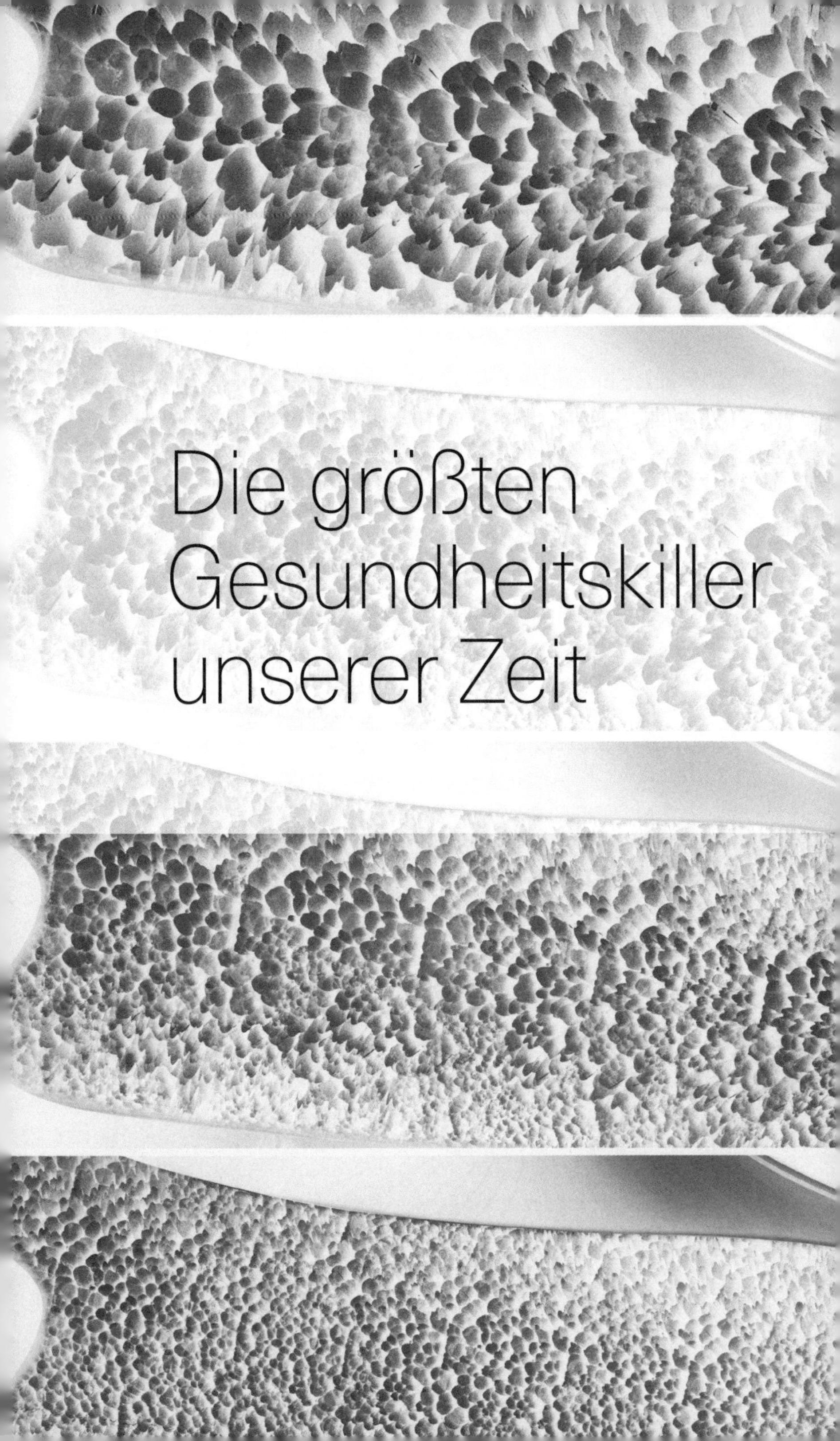

Die größten Gesundheitskiller unserer Zeit

Das Kalzium-Paradox – warum Knochen morsch werden und Gefäße verkalken

Milch gilt in unserer Kultur als gesund, und ich erinnere mich noch gut an die seit 1977 von der EU geförderte Schulmilch-Kampagne. Das Kalzium in der Milch soll vor Osteoporose schützen. Merkwürdig ist nur, dass gerade in den »Milchländern« Europa und USA Osteoporose oder Knochenschwund wesentlich verbreiteter sind als in Ländern, in denen Milchprodukte (noch?) nicht zum Ernährungsalltag gehören. Wie kann das sein?

Einerseits leiden in den westlichen Ländern viele Menschen – nicht nur Frauen! – an Osteoporose und andererseits an Gefäßverkalkung durch Kalziumphosphat-Ablagerungen und kalziumhaltige Nierensteine. Dieses erstaunliche Phänomen ist als »Kalzium-Paradox« bekannt, das aber noch nicht wirklich in der Öffentlichkeit angekommen ist.

Die Menschen mit der höchsten Kalzium-Aufnahme überwiegend aus Milch und Milchprodukten weisen die höchste Rate an Hüftbrüchen und Osteoporose auf. Inzwischen ist gut belegt, dass große Mengen Kalzium das Risiko für Herzinfarkt und Schlaganfall erhöhen. Offenbar landet das Kalzium nicht dort, wo es hinsoll, nämlich in die Knochen. Stattdessen verkalkt es die Gefäße und fördert das Risiko für plötzlichen Herztod. Man könnte sich jetzt fragen: Ist das ein Irrtum der Natur oder vielleicht eine Folge unserer unnatürlichen Lebensweise? Zur Klärung dieser Frage lade ich Sie ein, tiefer in die Regulierung des Kalzium-Stoffwechsels einzusteigen.

Die Bedeutung von Kalzium und Phosphat

Kalzium ist der mengenmäßig am stärksten vorhandene Mineralstoff in unserem Körper. Rund ein Kilo Kalzium ist hauptsächlich in Knochen, Zähnen, Knorpeln, Haaren und Nägeln eingelagert. Kalzium ist das wichtigste Mineral für unsere Knochen und lebenswichtig für die Blutgerinnung sowie die Funktionen von Muskeln und Nerven. Kalzium als basisches Mineral spielt im Säure-Basen-Haushalt eine wichtige Rolle. Bei einer Übersäuerung nämlich wird Kalzium aus den Knochen freigesetzt, um Säuren im Körper abzupuffern. Der Körper tut – fast – alles, um den pH-Wert des Blutes stabil zu halten und eine lebensgefährliche akute oder Blutazidose zu verhindern.

Eine säurelastige Ernährung mit viel Salz erhöht den Abbau von Kalzium im Knochen, die Kalzium-Ausscheidung über den Urin und die Bildung von Nierensteinen. Statt die Knochen zu stabilisieren und dem Knochenaufbau zu dienen, ist Kalzium vermehrt in Blutgefäßen und Nieren unterwegs und lagert sich ab.

Etwa die Hälfte des Kalziums liegt im Blut frei vor, 40 Prozent sind an Proteine gebunden und 10 Prozent an Phosphat, Citrat, Sulfat und Hydrogencarbonat. Die Menge des freien, ionisierten Kalziums steigt, wenn mehr Säuren im Blut auftreten. Es ist bekannt, dass eine chronische Phosphatbelastung im Blut die Verkalkung von Blutgefäßen und Geweben stark fördert. Bei erhöhten Phosphatspiegeln im Blut kommt es zu einer verstärkten Ausfällung von Kalziumphosphat. Bei chronisch Nierenkranken liegt meist eine metabolische Azidose vor, weil die Nieren die Säuren nicht mehr ausscheiden können. Nierenkranke leiden schon sehr früh an ausgeprägten Gefäßverkalkungen, die man sich nicht so richtig erklären kann.

Dr. Jacob beschreibt diesen Mechanismus folgendermaßen und betont: »Dass mehr Säuren im Blut so stark die Menge an freiem Kalzium im Blut verändern, ist ein extrem wichtiger, unterschätzter Mechanismus und das Kernproblem des Kalzium-Paradoxes. Das freie Kalzium kann jetzt mit Phosphat als das Salz Kalziumphosphat an der Gefäßwand ausfällen und diese ›verkalken‹. Noch schlimmer: Freies Kalzium aktiviert auch die Gerinnungskaskade, das heißt, das Blut gerinnt in den Gefäßen. Genau dieser Mechanismus tritt bei einer Mangeldurchblutung auf: Die Zellen haben zu wenig Sauerstoff und vergären daher Zucker zu Milchsäure. Diese senkt den pH-Wert des Blutes und setzt Kalzium frei, was das Blut gerinnen lässt. So entsteht aus einer Durchblutungsstörung schnell ein Gefäßverschluss, wie bei einem Schlaganfall und Herzinfarkt.«

Kalzium, das auf diese Weise dem Blutkreislauf entzogen wurde und

ihm verloren ging, wird aus dem Knochenabbau ersetzt, also den Knochen entzogen.
Kalziumphosphat aus Milchprodukten ist besonders problematisch. Mit einem Liter Milch – und der kommt schnell zusammen, wenn man Käse, Joghurt und andere Milchprodukte zusammenzählt – nehmen wir 1200 Milligramm Kalzium und 900 Milligramm Phosphat auf. Käse ist hierbei besonders konzentriert und darüber hinaus stark säurebildend. Wenn große Mengen Kalzium und Phosphat aus der Nahrung auf einmal anfallen, hat der Körper allerhand zu tun, diese aus dem Blut an die richtigen Stellen zu bringen, nämlich in die Knochen, oder sie über die Nieren auszuscheiden. Das Risiko steigt stark an, dass das Kalzium und Phosphat im Blut miteinander als das Salz Kalziumphosphat ausfällen und die Arterien verkalken. Die Gefahr für Herzinfarkt und Schlaganfall wächst.

Latente metabolische Azidose und Gefäßverkalkung

Nierenerkrankungen gehen meist mit einer chronischen Azidose Hand in Hand. Bei Nierenerkrankungen oder Niereninsuffizienz – einer geschwächten Nierenfunktion – lässt die Filterrate des Blutes nach. Daraus ergeben sich als Folgeschäden Muskelschwund, Knochenabbau sowie vorzeitige und ausgeprägte Gefäßverkalkungen. Nicht nur Azidose fördert Nierenerkrankungen, dies gilt auch umgekehrt. Wenn die Nieren nicht mehr richtig arbeiten, können sie Säuren nur unzureichend ausscheiden, und der Organismus übersäuert weiter. Im Alter lässt nicht nur bei Nierenkranken, sondern bei den meisten Menschen die Nierenfunktion nach. Dadurch entwickelt sich eine niedriggradige metabolische Azidose.
Der Mechanismus ist einfach zu verstehen. Bei einer metabolischen Azidose liegt mehr freies Kalzium im Blut vor, das mit dem im Blut gelösten Phosphor reagiert und als Kalziumphosphat ausfällt. Das Ergebnis ist, dass die Gefäße verkalken. Steigt der Säuregehalt im Blut, bedeutet das, dass der Blut-pH-Wert sinkt, freie Kalzium- und Phosphat-Ionen miteinander reagieren: Kalziumphosphat fällt an der Gefäßwand aus und fördert die Arterieninnenwandverkalkung.

Dies ist ein Prozess, der nicht über Nacht passiert, sondern schleichend über Jahre und Jahrzehnte. Und doch ist er keinesfalls harmlos, sondern er schafft die Bühne für lebensbedrohliche Ereignisse. Ältere Menschen sind besonders betroffen, weil die Pufferkapazität der roten Blutkörperchen und des basischen Bikarbonat-Speichers im Alter verringert ist. Treten in den verengten Gefäßen unter Anstrengung Durchblutungsstörungen und eine örtliche Blutleere mit mangelhafter Blutversorgung auf, steigt dort die Rate der Aufspaltung von Traubenzucker in Milchsäure. Durch die intensive Produktion von Milchsäure und die verringerte Pufferkapazität kommt es lokal zu einem starken Abfall des pH-Wertes in den sauren Bereich. Dies führt zum einen zum Phänomen der »Azidosestarre der Erythrozyten«, der roten Blutkörperchen. Sie quellen durch Wasser und Verschiebung der Mineralstoffe auf, sind damit nicht mehr verformbar und behindern dadurch die Mikrozirkulation.

Zum anderen führt durch die lokale Azidose verursachte Konzentration von freiem Kalzium dazu, dass die Blutgerinnungskaskade in Gang gesetzt wird. Durch den lebenswichtigen Prozess der Blutgerinnungskaskade wird die bei Verletzungen der Blutgefäße entstehende Blutung zum Stillstand gebracht, der übermäßige Austritt von Blut aus dem Blutkreislauf verhindert und die Voraussetzung für eine Wundheilung geschaffen. Bei der Blutgerinnungskaskade ist Kalzium der zentrale Co-Faktor. Doch wenn die Blutgerinnung im Gefäß einsetzt, führt dies zum Gefäßverschluss. Sowohl Gefäßverkalkung als auch die Aktivierung der Blutgerinnungskaskade fördern die Entstehung eines kompletten Gefäßverschlusses in Form eines Herzinfarkts oder Schlaganfalls und sind damit potenziell tödlich. Bei jedem großen Marathon sterben durchschnittlich ein bis drei Menschen an Herzinfarkt oder Schlaganfall aufgrund der extrem hohen Belastung bei vorgeschädigten Gefäßen. Sportliche Betätigung ist wichtig, bei einer ungesunden Ernährungsweise sind allerdings Extrembelastungen mit Risiken verbunden.

Erschwerend kommt hinzu, dass die übliche westliche Ernährung nicht nur säurebildend ist, sondern auch den Cholesterinspiegel erhöht. Erhöhte Cholesterinwerte plus Kalziumphosphat-Ablagerungen in den Gefäßen bilden die perfekte Kombination für die verbreitete Arteriosklerose oder Arterieninnenwandverkalkung. Auf

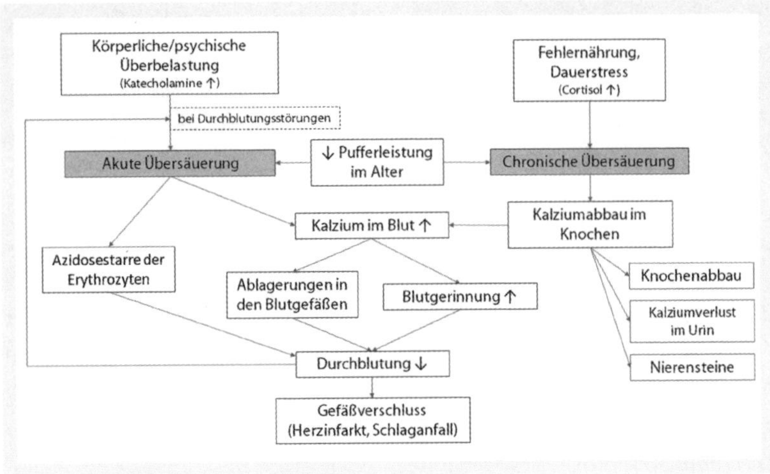

Übersäuerung und Kalzium-Paradox

dieser Grundlage können sich tödliche Gefäßverschlüsse entwickeln. Es ist daher nicht verwunderlich, dass eine säurebildende Ernährung mit einer erhöhten Sterblichkeit durch Herz-Kreislauf-Erkrankungen Hand in Hand geht. Herz-Kreislauf-Erkrankungen stellen bei uns die Todesursache Nummer eins dar, noch vor Krebserkrankungen.

Zur dauerhaften Prophylaxe und Normalisierung des Blut-Bikarbonatpuffers sind basenbildende Kalium-, Magnesium- und Kalziumverbindungen möglichst aus Gemüse und Obst oder Basenpräparate auf Citratbasis sinnvoll. Vorbeugende Maßnahmen für einen ausgeglichenen Basen- und Mineralstoff-Haushalt sind spätestens ab 40 Jahren angezeigt, vor allem, wenn Sie sich öfters reizbar, erschöpft und überempfindlich fühlen oder unter unreiner Haut, brüchigen Nägeln, glanzlosem und sprödem Haar leiden.

Das Konzept hat sich auch in einer klinischen Studie in der Schweiz bestätigt. Bei postmenopausalen Frauen mit Osteopenie erhöhte sich mit der Zufuhr von 1,2 Gramm Kalium (als Kaliumcitrat) sowie zusätzlich 500 Milligramm Kalzium und 400 IE Vitamin D über zwölf Monate hinweg die Knochendichte deutlich, und die Knochenstruktur verbesserte sich. Die Vergleichsgruppe, die nicht basenbildendes Kaliumchlorid mit Kalzium und Vitamin D bekam, erreichte diesen Effekt nicht, sondern stattdessen sogar einen verschlechterten Knochenstatus.[2] Der Kalziumverlust über die Niere und der Kalziumabbau in den Knochen wurde gestoppt. Zugleich sank der Blutdruck stark: systolisch 7,9 mmHg und diastolisch 6,1 mmHg.

Andere große Studien belegen die große Rolle von Magnesium in der Behandlung und Prävention von Knochenschwund.

Die Störung des Kalzium-Stoffwechsels

Die Störung des Kalzium-Stoffwechsels betrifft nicht nur Ältere, nimmt aber mit Lebensjahren stark zu. Es gibt auch geschlechtsspezifische Unterschiede. Bei Frauen entwickelt sich nach der Menopause, dem Ende ihrer Menstruationsphase, oft eine Osteoporose, da der Knochenabbau nach den Wechseljahren hormonell begünstigt wird. Bei Männern, deren Knochenmasse höher ist und bei denen keine hormonelle Umstellung auftritt, machen sich azidosebedingte Störungen des Kalzium-Haushalts zuerst in Nierengrieß und Nierensteinen bemerkbar sowie in der Verkalkung oder Kalzifizierung der Herzkranzarterien, auch Koronararterien genannt, und der großen Halsschlagader, der Karotis. Der Knochenschwund tritt bei Männern oft verzögert auf und wird meist kompensiert.

Die Gefahr für Herzinfarkt und Schlaganfall wächst durch die Mechanismen des Kalzium-Paradoxes stark an. Selbst relativ schlanke Menschen mittleren Alters begeben sich in Lebensgefahr, wenn sie unter akutem Stress stehen, sich einseitig ernähren und sich körperlich überanstrengen. Weiteres im Kapitel über Stress (→ Seite 86 ff.).

VITAMIN D_3 UND K_2 ALS REGULATOREN DES KALZIUM-STOFFWECHSELS

Je älter der Mensch wird, desto weniger Kalzium steht ihm meistens zur Verfügung. Dies hat mehrere Gründe. Zum einen wird meist weniger Kalzium über die Nahrung aufgenommen. Im Darm wird weniger Kalzium absorbiert, weil der Vitamin-D-Gehalt im Blut durch eine verringerte Vitamin-D-Herstellung in den Nieren und in der Haut abnimmt. Vitamin D hebt den Kalziumgehalt des Blutes an. Bei einem – verbreiteten – Vitamin-D-Mangel kommt es zu einer erniedrigten Kalziumkonzentration im Blut. Darüber hinaus scheiden Frauen nach der Menopause mehr Kalzium über die Nieren aus und sind daher besonders in dieser Zeit von Knochenschwund oder Osteoporose betroffen. Zu niedrige Kalziumspiegel im Blut werden auf Kosten der Knochenspeicher erhöht.

Der Vitamin-D-Spiegel im Blut fällt deutlich ab, auch bedingt durch die geringere Bildung dieses Vitamins in der Haut bei Sonnenbestrahlung. Übrigens verhindert ein Sonnenschutz bereits ab dem Sonnenschutzfaktor 15 die Bildung dieses »Sonnenvitamins« in der Haut.

Vitamin D, genauer gesagt Vitamin D_3, ist nicht nur das »Sonnenvitamin«, sondern auch das »Knochenvitamin«. Es handelt sich um ein fettlösliches Vitamin, das vor allem über die Haut mithilfe der UVB-Strahlung der Sonne gebildet wird. Ein Vitamin-D-Mangel ist weitverbreitet und betrifft sämtliche Bevölkerungsschichten. Mit der Ernährung hat dieser Mangel wenig zu tun, weil sie nur in geringem Maße zur Vitamin-D-Versorgung beiträgt. Eine ausreichende Versorgung mit diesem Vitamin stärkt das Immunsystem und schützt vor Infektionen. Dieses Vitamin wird außerdem für eine gesunde Muskelfunktion benötigt sowie für den Knochenstoffwechsel und schützt dadurch vor Osteoporose.

Vitamin D_3 spielt eine wichtige Rolle als Regulator des Kalziumhaushalts, indem es die Knochendichte stärkt, die Muskelstärke positiv beeinflusst und das Gleichgewicht vom Kalzium im Gehirn – die Kalzium-Homöostase – reguliert. Neue Studien zeigen auch, dass Vitamin D wirksam gegen Depressionen ist und die geistige Leistungsfähigkeit im Alter fördert.

Vitamin K_2 ist wie Vitamin D ein fettlösliches Vitamin, es gehört zu den »Edeka-Vitaminen« E, D, K und A. Vitamin K_2 wird von Mikroorganismen gebildet. Vitamin K_1 und K_2 spielen eine wesentliche Rolle bei der Aktivierung der Gerinnungsfaktoren. Darüber hinaus nimmt dieses Vitamin eine bedeutende Rolle für unser Herz-Kreislauf-System ein, da es Kalziumphosphatablagerungen in den Blutgefäßen verhindert. Zusätzlich hilft es bei der Mineralisierung, der Einlagerung von Mineralstoffen, in Knochen und Zähnen.

Für den Einbau von Kalzium in die Knochen sind Calcitriol oder aktiviertes Vitamin D_3 und Vitamin K_2 im Zusammenspiel verantwortlich. Sie fördern die Mineralisierung der Knochen und wirken der Einlagerung von Kalzium in die Blutgefäße entgegen.

Das Gesagte bedeutet, dass es keinen Sinn hat zu versuchen, die Kalziumwerte durch Nahrungsergänzungsmittel zu erhöhen, wenn die Vitamine D_3 und K_2 fehlen und daher das Kalzium nicht in die Knochen eingebaut werden kann. Dann kann es mehr schaden als nützen, vor allem wenn es in den üblichen hohen Einzeldosen von einem Gramm Kalzium verabreicht wird. Schlimmstenfalls trägt das »Zuviel« an Kalzium, das wegen des Mangels an Vitamin K und D nicht in die Knochen eingebaut werden kann, zur Arteriosklerose bei.

Die ganzheitliche Lösung für das Kalzium-Paradox

1. Aufnahme von Kalzium vor allem aus Gemüse und Obst oder als Citrate und Laktat – nicht über Milchprodukte.
2. Falls nötig, Kalzium immer in Synergie mit Magnesium- und Kaliumcitrat ergänzen, um die Übersäuerung als Ursache des gestörten Kalzium-Stoffwechsels auszugleichen.
3. Gute Vitamin-D_3-Blutspiegel sicherstellen (75–125 nmol/l bzw. 30–50 ng/ml).
4. Eventuell Vitamin K_2 als Nahrungsergänzung zuführen, um das Kalzium in die Knochen zu transportieren. Bei bestehender Osteoporose werden 180 Mikrogramm K_2 empfohlen, zur Prävention 75 Mikrogramm.

Bei uns gelten als übliche Hauptquelle für Kalzium Milchprodukte. Wenn Sie unter Knochenschwund oder Osteoporose leiden, gibt Ihnen meist der Arzt die Empfehlung, mehr Milchprodukte zu verzehren. Das Fatale jedoch ist, dass Milchprodukte einen hohen Gehalt an säurebildendem Phosphat aufweisen. Daher ist es wesentlich sinnvoller, basenbildendes Kalzium aus pflanzlichen Quellen wie Gemüse, Obst und Kräutern zu sich zu nehmen, zumal dieses auch noch die Übersäuerung ausgleicht. Gemüse und Obst enthalten im Gegensatz zu Milchprodukten neben Kalzium nämlich auch reichlich basenbildendes Magnesium- und Kaliumcitrat, die für den Säure-Basen-Haushalt ebenfalls von sehr großer Bedeutung sind. Zahlreiche Studien zeigen, dass basenbildende Gemüse sowie Kalzium-, Kalium- und Magnesiumcitrat die Kalzium-Ausscheidung über den Urin verringern und die Knochenstruktur verbessern.

Kalzium sollte nie hoch dosiert, sondern in maximaler Dosierung von 500 Milligramm pro Portion in Form von Kalziumcitrat bzw. -laktat zugeführt werden, und zwar am besten in naturgemäßer Kombination mit basenbildendem Magnesium- und Kaliumcitrat. Bei der Einnahme von mehr als 4000 IE Vitamin D_3 am Tag, zum Beispiel zur Aufdosierung, sollten je 800 IE Vitamin D_3 etwa 20 Mikrogramm Vitamin K_2 als MK-7 ergänzt werden. Die regelmäßige tägliche Einnahme von Vitamin D_3 ist der wöchentlichen oder monatlichen Hochdosis-Therapie vorzuziehen.

Besteht nach der Menopause und ab 50 Jahren das Risiko eines Knochenabbaus, sollte Vitamin D_3 zusammen mit Vitamin K_2 als Nahrungsergänzungsmittel zugeführt werden. Beide zusammen regulieren den Kalzium-Haushalt. Das Vitamin D_3 fördert die Kalzium-Aufnahme ins Blut, und das Vitamin K_2 hilft bei der Mineralisierung von Knochen und Zähnen und verhindert gleichzeitig die Einlagerung von Kalzium in die Arterien und ins Körpergewebe. Man sollte berücksichtigen, dass bei der Einnahme von Vitamin D_3 der Bedarf an Vitamin K_2 erhöht ist. Zusammenfassend kann man sagen, dass der Mineralstoff-, Säure-Basen- und Wasser-Haushalt von Hormonen reguliert wird. Dabei tragen vor allem die Stresshormone wie Adrenalin und Cortisol auf Dauer zu krankheitsfördernden Veränderungen bei, indem sie die Ausscheidung der blutdrucknormalisierenden Mineralstoffe Kalium, Magnesium und Kalzium fördern, während sie das blutdruckerhöhende Natrium-Chlorid zurückhalten. Diese Mechanismen sind ausführlich im Kapitel über Stress aufgezeigt (→ Seite 86 ff.).

Die Regulation von Kalzium, das für den Knochenerhalt und die Muskelfunktion essenziell oder lebenswichtig ist, hängt von der ausreichenden Zufuhr von Vitamin D_3 und K_2 ab. Beide gemeinsam helfen, das Kalzium-Paradox – Knochenabbau bei gleichzeitiger Arterienverkalkung – zu verhindern. Es geht bei diesen beiden Vitaminen nicht um eine Erhöhung der Kalziumaufnahme, sondern um eine gesunde Kalzium-Homöostase, ein physiologisches Gleichgewicht des Kalziumstoffwechsels und -spiegels.

Die extrazelluläre Matrix – der Zellzwischenraum und seine Bedeutung für die Gesundheit

Bei der »extrazellulären Matrix« handelt es sich um den Raum, in den die Zellen eingebettet sind, also den Lebensraum aller Zellen. Mit etwa 25 bis 30 Prozent unseres Körpergewichtes stellt dieses Gewebe einen großen Teil unseres Organismus dar. Früher wurde die extrazelluläre Matrix auch »weiches Binde- und Stützgewebe« oder »Interstitium« oder »Zellzwischenraum« genannt. Der Zustand des Zellzwischenraums entscheidet darüber, ob wir gesund sind oder krank, energiegeladen oder matt. Es ist daher die Frage, warum die Schulmedizin diesen Bereich bisher ignoriert. Es sollte jeden Arzt brennend interessieren, ob sich der Raum zwischen den Zellen seines Patienten in einem guten oder schlechten Zustand befindet.

Der Name »Matrix« stammt vom Lateinischen »mater« für »Mutter«. Wie eine Mutter ernährt nämlich der Zellzwischenraum die Zellen. Ähnlich wie es einem Fisch im Aquarium nur gut geht, wenn das Wasser klar ist, kann es unseren Zellen nur gut gehen, wenn die extrazelluläre Matrix einigermaßen säure- und schlackenfrei bleibt.

Sie stellt in ihren Grundfunktionen den Lebensraum der Zellen dar. Diese Gewebeart speichert lebenswichtiges Wasser, bindet Säuren und hält Substanzen von der Zelle fern, welche für diese gefährlich werden könnten. Dies betrifft »Schlacken« wie Giftstoffe, Säurerückstände, Stoffwechselrückstände, Zerfallsprodukte von Zellen und Schwermetalle.

Azidose-Therapie

Der Ernährungsforscher Friedrich Sander prägte in seinem Buch »Der Säure-Basen-Haushalt des menschlichen Organismus« (1953) den Begriff der latenten Azidose. Die Übersäuerung des Bindegewebes sei latent und reversibel, das heißt: wieder rückgängig zu machen. »Latent« heißt vorhanden, aber noch nicht in Erscheinung tretend. Bereits 1938 veröffentlichte er ein Buch »Alkalireserve des Blutes und Gewebsazidose« und 1941 eines »Über die Bedeutung des vegetativen Systems und seine Beziehungen zu den Azidosen«. Der Wiener Arzt Alfred Pischinger wies in seinen Vorträgen und Publikationen immer wieder auf die Bedeutung der Zellumgebung hin und fasste seine Forschungsergebnisse 1975 in seiner Schrift »Das System der Grundregulation« zusammen. Sein Verdienst ist es, darauf aufmerksam zu machen, dass sich die grundlegenden Regulationsprozesse des menschlichen Organismus in der extrazellulären Matrix abspielen. Die vegetativen Nervenenden, die kapillare Endstrombahn, das Hormon- und Immunsystem zusammen mit der extrazellulären Matrix werden nach ihm als »das System der Grundregulation nach Pischinger« bezeichnet. Schon in den 1970er Jahren hatte Pischinger das erfasst, was heute als »Psycho-Neuro-Immunologie« bekannt ist. Ein großer Verdienst in diesem Zusammenhang kommt dem Histologen beziehungsweise Gewebeforscher Hartmut Heine zu, der überragende Beiträge zur Erforschung der extrazellulären Matrix gleistet hat.[3] Er beschrieb anhand elektronenoptischer Untersuchungen den Feinbau sämtlicher Strukturen der Grundsubstanz oder des kollagenen Grundgewebes und bezeichnete sie als Matrix. Kollagene Fasern im Bindegewebe vermögen, Säuren zu binden – man nennt diese Eigenschaft »azidophil« oder säureliebend –, und sind daher als Säurespeicher bestens geeignet. Er interpretierte die Strukturen des Bindegewebes als ein nach allen Seiten offenes, sensibles Informationsnetz, das die Vielfalt der einzelnen Elemente des Körpers zu einer ganzheitlichen Einheit verbindet. Heine ließ dabei das veraltete System des Ursache-Wirkung-Prinzips von Virchow hinter sich und ersetzte es erstmalig durch ein offenes Prinzip der Information und Vernetzung im Grundgewebe. Forscher wie Pischinger und Heine aus der sogenannten »Wiener Schule« prägten den Begriff »Regulationsstarre«, den sie auf die verschlackte Matrix zurückführten. Wenn das Bindegewebe als Säuredepot von Schlacken befreit wird, auch unterstützt durch Azidose-Massagen nach Dr. Renate Collier, findet der Körper zum ursprünglichen Gleichgewichts- und Gesundheitsstatus zurück.

Unter Regulationstherapie verstehen Mediziner eine Therapie, die einen aus dem Gleichgewicht geratenen Organismus unter Aktivierung der körpereigenen Kräfte wieder in den Zustand des Gleichgewichts zurückbringt. Der Säure-Basen-Haushalt ist von tagesrhythmischen Stoffwechselvorgängen und der Mahlzeitenaufnahme abhängig, wie Dr. Jacob betont. Das basische Prinzip beruht genau darauf: Durch eine basenbetonte Ernährung und Lebensweise wird der Körper in die Lage versetzt, sich selbst zu helfen und in die Balance zurückzufinden. Paracelsus hätte vom »inneren Arzt« gesprochen, der wieder wirken kann. Dr. Jacob steht in der Tradition dieser berühmten Ärzte und Wissenschaftler, deren Erkenntnisse – die Bedeutung des »Milieus« oder des »microenvironment« – inzwischen in der modernen Tumorforschung angekommen sind.

Die extrazelluläre Matrix spielt eine wichtige Rolle auch bei der Krebsentstehung, indem sie zum Beispiel das Abwehrsystem der Zelle stärkt oder schwächt, was für die Erkennung und die Zerstörung von Tumorzellen verantwortlich ist (→ das Kapitel über Krebs, Seite 46, 73 ff.). Nach Heine wird ein Übermaß an sauren Stoffwechselendprodukten in der extrazellulären Matrix gebunden und so abgepuffert. Fallen jedoch dauerhaft vermehrt saure Stoffwechselprodukte an, kann diese Regeneration der Pufferreserven nach Dr. Jacob nicht mehr vollständig stattfinden. Chronische Schmerzen und Entzündungsprozesse sind oft die dramatische Folge.

Die Verschlackung der extrazellulären Matrix

Zunächst wird die extrazelluläre Matrix krank, erst viel später – nach Jahren und Jahrzehnten – greifen krank machende Veränderungen auch auf die Zelle über. Häufen sich immer mehr Schlacken im Zellzwischenraum an, dann kommt es hier zu einer »Vermüllung«, und die Zelle wird unterversorgt. Sie bekommt zu wenig Sauerstoff und Nährstoffe, und der Abtransport der Schlacken vom Zellstoffwechsel ist behindert. Die Zelle schaltet auf ein energetisches Notfallprogramm, die Milchsäurevergärung. Auch ohne Sauerstoff kann sie jetzt noch etwas Energie bilden. Dies hat allerdings seinen Preis. Dadurch entsteht in der Folge eine zunehmende Versäuerung in der extrazellulären Matrix, die wiederum eine kaum merkliche Entzündung – »silent inflammation« – in Gang setzt. Im Rahmen dieser Entzündung wird der Zellzwischenraum von Entzündungszellen gesäubert und aufgeräumt.

Wenn dies jedoch nicht gelingt, hält die Mangelversorgung der Zelle an, und es kommt zum Zelluntergang. Die Zelle erkennt, dass ein Überleben nicht mehr möglich ist, und schaltet ein Selbstmord- oder Apoptose-Programm (Apoptose = genetisch programmierter Zelltod) an. Gehen mehr Zellen zugrunde, als neue entstehen, kommt es zu degenerativen Erkrankungen. Am Anfang steht also die Verschlackung der extrazellulären Matrix. Zellkulturen verkümmern. Dann folgt der vermehrte Zelltod, und daraus entstehen die chronischen Zivilisationskrankheiten. Wir sehen also, wie wichtig der Zustand der Umgebung der Zellen für die Therapie und Prophylaxe von Erkrankungen ist. Unsere innere Umwelt oder extrazelluläre Matrix ist wie das ursprüngliche Urmeer für den ersten Einzeller unser Leben lang die entscheidende Regelgröße für das Überleben der Zellen – und damit für unsere Gesundheit.

Wussten Sie übrigens, dass fast die Hälfte aller vegetativen Nervenfasern nicht zu Organen führt, sondern in der extrazellulären Matrix endet? Der Zellzwischenraum wird also durch das unwillkürliche Nervensystem reguliert. Die Nervenfasern überprüfen ständig den Zustand der extrazellulären Matrix und melden ihn den zuständigen Gehirnzentren. Sympathikus und Parasympathikus oder das Aktivitäts- und Entspannungsnervensystem schütten Botenstoffe direkt in den Zellzwischenraum aus und steuern unseren Zellstoffwechsel.

Findet der Wechsel von Sympathikus und Parasympathikus nicht ausreichend statt, sondern überwiegt die Aktivität des Sympathikus, kommt der Mensch auch nachts nicht ausreichend zur Ruhe. Stress wirkt also ein auf die extrazelluläre Matrix. Wir können in ein Erschöpfungssyndrom oder einen Burn-out hineingleiten und alle möglichen psychosomatischen Krankheiten entwickeln. Auch ist vor diesem Hintergrund erklärlich, dass das Immunsystem durch Stress geschwächt wird. Immunzellen wandern durch die Kapillarwände in die extrazelluläre Matrix und spüren dort Eindringlinge auf. Ist der Zellzwischenraum verschlackt, wird die schnelle Beweglichkeit der Abwehrzellen behindert.

Alles, was die Zelle braucht, bekommt sie aus der Flüssigkeit des Zellzwischenraums. Ist dieser Bereich verdichtet, verschlackt, vermüllt und undurchlässig, kann die Zelle nicht ausreichend mit Nährstoffen versorgt werden. Auch der Abtransport von Stoffwechselendprodukten aus der extrazellulären Matrix über die Venen und die Lymphbahnen ist gestört. Die Lymphbahnen beginnen mit ihrer Öffnung direkt im Zellzwischenraum und sammeln dort wie Staubsauger große Eiweißpartikel und Teile zerfallener Zellen ein. Während die Lymphe für die großen Schlacken zuständig ist, transportiert das Venensystem die kleineren Partikel zu den Ausscheidungsorganen. Wo Altes nicht ausreichend abtransportiert wird, kann Neues nicht hingelangen.

Ist die extrazelluläre Matrix hingegen sauber und durchlässig, ist der Nährstoff- und Sauerstofftransport zur Zelle gesichert. Wichtig für einen optimalen Zustand des Zellzwischenraums sind eine gesunde basenbetonte Ernährung, ausreichende Entspannungsphasen, nicht zu viel chronischer Stress – und körperliche Bewegung. Eine gesunde Skelettmuskulatur pumpt, auch im Ruhezustand, mit zwei bis drei Prozent der Muskelfasern für die körpereigene Wärmeproduktion und für die Reinigung der »inneren Umwelt«. Durch Bewegung wird der Zellzwischenraum besser mit Sauerstoff versorgt, den die Zelle für ihre »Verbrennung« braucht. Täglich ausreichende Bewegung und eine gesunde, nicht verspannte Muskulatur sind wichtig für gesunde Zellfunktionen. Daher wundert es nicht, dass Sport als Prävention und Therapie bei allen chronischen Erkrankungen so nützlich ist und Azidose-Massagen nach Dr. Renate Collier – passives Bewegungstraining – eine so gesundheitsfördernde Wirkung haben.

Die Entstehung von Krankheiten

Was hat der Zustand des extrazellulären Raums mit unserer Lebensenergie zu tun? Zellen produzieren in ihren Kraftwerken oder Mitochondrien eine Art Kraft- oder Treibstoff, ATP oder Adenosintriphosphat genannt. ATP spielt für den Organismus die gleiche Rolle wie Benzin fürs Auto. Jede Zelle hat zwei- bis dreitausend Mitochondrien. Ist die extrazelluläre Matrix vermüllt oder verschlackt, wird die Versorgung der Zelle mit Sauerstoff und Nährstoffen reduziert. Die Zellen können weniger ATP herstellen. Wie gut oder schlecht die Kraftwerke in den Zellen funktionieren, hängt vom Zustand des Zellzwischenraums ab. Der Energiehaushalt der Zelle hängt hiermit zusammen.

Es wundert einen nicht, dass **Diabetes Typ 2** auch vom Zustand des Zellzwischenraums abhängt. Glukose staut sich zunächst nicht ins Blut, sondern in die extrazelluläre Matrix zurück und bindet sich hier an Eiweißkomponenten. Die Umgebung der Zellen verzuckert und verklebt und verschlechtert damit die Lebensgrundlage unserer Zellen. Zuckerschlacken werden durch den Angriff freier Radikaler zu plastikähnlichen Verbindungen verändert und behindern die Versorgung und Entsorgung der Zellen und auch die Beweglichkeit der Abwehrzellen. Bei AGEs oder »advanced glycation end products«, wie es im Englischen heißt, handelt es sich um Endprodukte einer Kette chemischer Reaktionen, bei denen sich Zuckermoleküle entweder an ein Protein- oder an ein Lipid- oder Fettmolekül binden. Diese fortgeschrittenen Glykierungsendprodukte werden auch »Gerontotoxine« genannt, das heißt Toxine oder Giftstoffe, die das Altern oder die Vergreisung beschleunigen. »Geros« heißt im Altgriechischen »Greis«. AGEs beschleunigen den Alterungsprozess, indem sie Eiweiße unlösbar miteinander verketten und dadurch Gewebesteifheit, oxidativen Stress und Entzündungen verursachen. Zuckerhaltige Lebensmittel gab es, evolutionär betrachtet, eher selten. Wir sind also von unserer Evolution her nicht vor Überzuckerung geschützt und erkranken leicht am Typ-2-Diabetes. Daher gilt die allgemeine Empfehlung, sich viel zu bewegen, auf die raschen Kohlenhydrate mit hohem glykämischem Index (Weißmehl, Zucker) weitgehend zu verzichten und sie durch gesunde Kohlenhydrate wie Hülsenfrüchte, Gemüse und Vollkorngetreide zu ersetzen.

Stoffwechselstörungen der Zelle führen meist zu Übersäuerung. Die Säuren lösen oft **Schmerzen** aus. Findet sich keine andere Erklärung für die Beschwerden von Patienten, sollten unbedingt Prozessstörungen in dem schmerzhaft veränderten Gewebe in Erwägung gezogen werden.

Es wundert Sie wahrscheinlich nicht, dass auch **Osteoporose** durch vielfältige Mängel und durch eine Milieuveränderung in der extrazellulären Matrix ausgelöst wird. Heute wird die moderne Lebensweise geprägt von Bewegungsmangel,

Fehl- und Überernährung sowie einem Mangel an Tageslicht, weshalb nicht genügend Vitamin D gebildet werden kann. Alkohol, Rauchen und die Einnahme von Säureblockern und Kortison fördern zusätzlich den Knochenschwund. Kein Wunder, dass auch zunehmend jüngere Menschen von Osteoporose betroffen sind. Eine artgerechte und damit auch knochengerechte Lebensweise ist die Lösung, also täglich Bewegung und Entspannung, gesunde und basenüberschüssige Ernährung, eine Zufuhr von Vitamin D_3 sowie eine ausreichende Versorgung mit Omega-3-Fettsäuren.

Vielleicht überrascht es Sie, aber auch **psychische Erkrankungen** können mit dem Zustand der extrazellulären Matrix zusammenhängen. Körper und Seele sind eng miteinander verbunden. Nicht nur die Psyche wirkt auf den Körper, sondern auch der Körper auf die Psyche. Durch die Verbesserung der extrazellulären Matrix kann die Psyche über den Körper günstig beeinflusst werden. Die Informationen, welche die vegetativen Nerven über den Zustand des Zellzwischenraums ans Gehirn übermitteln, werden auch an die Zentren der emotionalen Bewertung geleitet und beeinflussen die Psyche. In der Psychotherapie sollte daher bei einer Verschlackung der extrazellulären Matrix diese unbedingt gereinigt, entsäuert und entschlackt werden. Als Therapie hierfür kommen körperlicher Bewegung, gesunde Ernährung und der Verzicht auf Zellgifte wie Alkohol und Nikotin infrage. Ist die Zelle nicht in der Lage, wegen Verschlackung ihrer Umgebung genügend Energie oder ATP zu erzeugen, sind wir natürlich selbst auch leicht überfordert, erschöpft und weniger leistungsstark.

Sogar das Entstehen der **Alzheimer-Erkrankung** hat mit dem Zustand der extrazellulären Matrix zu tun. Früher dachte man, die Nervenzellen im menschlichen Gehirn würden sich zeitlebens nicht erneuern. Das wird heute völlig anders betrachtet. Dem schwedischen Neuro-Wissenschaftler Peter Eriksson gelang 1998 der Nachweis,[4] dass im Hippocampus eine Erneuerung von Nervenzellen stattfindet. Dieser spezielle Hirnbereich hat die Form eines Seepferdchens und wird daher auch so genannt. Er ist nur daumengroß und für das kurzfristige Merken und für die Gedächtnisbildung verantwortlich. Diese Art von Gedächtnis nennt man episodisches Gedächtnis. Demenz vom Alzheimer-Typ beginnt mit dem Absterben von Nervenzellen genau in diesem Hirnabschnitt. Erst viel später greifen degenerative Prozesse auch in andere Teile des Gehirns über.

Die Frage ist, was das Absterben von Nervenzellen im Hippocampus bewirkt, und was die Neubildung von Nervenzellen in diesem Bereich anregen kann. Es wurde ein »Schuldiger« gefunden: Beta-Amyloid, ein fehlerhaftes Produkt aus dem Eiweißstoffwechsel der Gehirnzellen. Durch die übermäßige Produktion dieses Stoffes verklumpt sich dieser und lagert sich in der extrazellulären Matrix ab. Die Zellumgebung wird »vermüllt«, die Nerven werden mangelversorgt und sterben schließlich ab. US-Forscher fanden jetzt heraus, dass spezielle Gehirnzellen, die Astrozyten, tagsüber Wasser speichern und nachts damit die extrazelluläre Matrix durchspülen und damit auch überschüssiges Beta-Amyloid aus der extrazellulären Matrix des Gehirns entfernen. Dies ist ein wichtiger Grund dafür, warum Menschen eine so lange Schlafzeit benötigen. Stress, ständige geistige Aktivität im Laufe des Tages – ohne ausreichende Ruhephasen – und Schlafdefizit fördern die krankhafte Anhäufung von Eiweißbausteinen.

Für einen Hippocampus, der auch im Alter noch neue Nervenzellen bildet, sind gesunde Ernährung, genug körperliche Aktivität, wenig Alkohol und andere Zellgifte, ausreichend Schlaf, Verminderung von zu vielen Stresseinflüssen, das Praktizieren von Entspannungsmethoden und genügend soziale Kontakte wichtig. Die Daten häufen sich, dass ein gesunder Lebensstil vor Alzheimer schützt. Das ist besonders wichtig, weil der Zelluntergang im Hippocampus mit Medikamenten nicht behandelt werden kann.

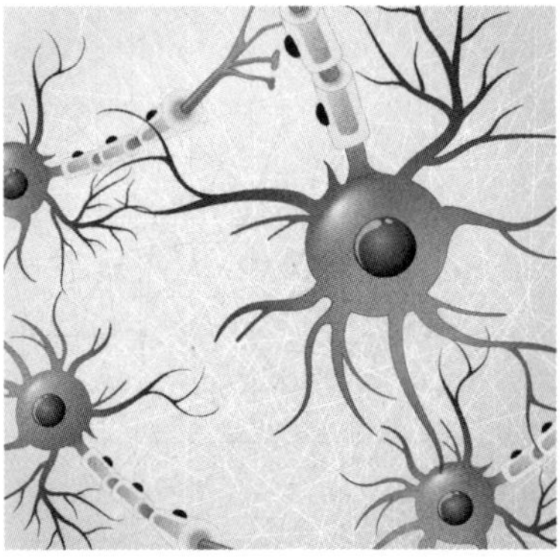
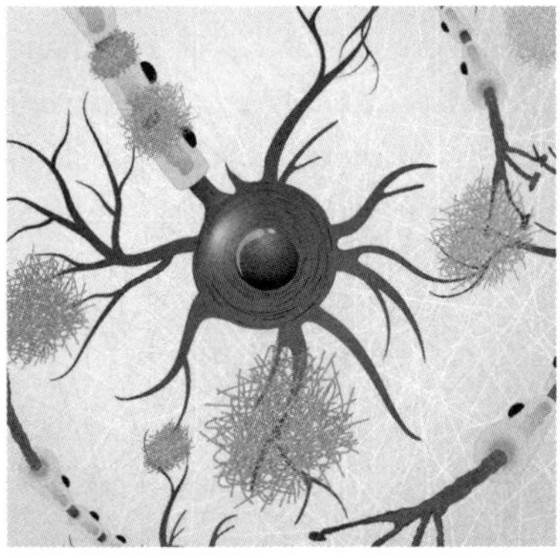

Gehirnzellen: links normal, rechts bei einer Alzheimer-Erkrankung

Burn-out ist zu einem Massenphänomen geworden. Fehlernährung, Schlaf- und Bewegungsmangel stellen auch hierbei den Hintergrund dar. Im Vordergrund steht natürlich chronischer Stress, durch den die Stresshormone Adrenalin, Noradrenalin und Kortisol vermehrt ausgeschüttet werden. Die ATP-Bildung der Zellen, also die Energieproduktion der Mitochondrien oder Kraftwerke in den Zellen, vermindert sich dramatisch. Bei einer chronischen Stressbelastung, wie sie beim Burnout vorkommt, gehen gerade im Hippocampus vermehrt Nervenzellen zugrunde. Daraus folgt, dass die Menschen vergesslich werden und ihre psychische Belastbarkeit abnimmt. Je kleiner der Hippocampus, desto gravierender die Schwere des Burn-out-Syndroms, wie man anhand von kernspintomografischen Untersuchungen feststellen kann. Mit der Größe dieses Teils vom Gehirn wachsen auch das Selbstvertrauen und das Leistungsvermögen. Die Veränderung der extrazellulären Matrix hat einen Mangel an Zellenergie zur Folge und einen Nervenzellverlust im Hippocampus.

Wenn man die grundlegende Bedeutung des Zwischenzellraums verstanden hat, überrascht nicht, dass auch die **periphere arterielle Verschlusskrankheit** oder PAVK hiermit zusammenhängt. Volkstümlich wird dieses Krankheitsbild »Schaufenster-Krankheit« genannt. Die Betroffenen müssen aufgrund von Arteriosklerose alle paar Meter wegen Schmerzen innehalten. Handelt es sich um eine Einkaufsstraße, die sie entlanggehen, könnte man meinen, sie schauen sich nur die Auslagen in den Geschäften an. Sind die Blutgefäße verengt, kommt zu wenig Sauerstoff in die Muskelzellen. Sie leiden unter Energie- oder ATP-Mangel. Die Zelle schaltet um auf ihr Notfallprogramm und versucht, den Energiemangel durch zusätzliche Vergärung von Glukose zu Milchsäure auszugleichen. Hierbei wird Milchsäure produziert, die zu lokalen und schmerzhaften Übersäuerungen des Gewebes führt.

Von dieser Krankheit sind allein in Deutschland etwa fünf Millionen Menschen betroffen. Die Gefahr besteht, dass aufgrund mangelhafter Durchblutung ein offenes Bein entsteht. Infolge der chronisch arteriellen Verschlusskrankheit werden pro Jahr etwa 60.000 Beinamputationen allein in Deutschland durchgeführt. Eine konsequente Umstellung auf eine gesundheitsfördernde Lebensweise ist unabdingbar. Die Durchlässigkeit des Zellzwischenraums entscheidet darüber, wie viel Sauerstoff und Nährstoffe im Bein ankommen.

Die Reinigung der extrazellulären Matrix ist sowohl wichtig zur Krebsprophylaxe als auch, wenn der **Krebs** mit Chemotherapie behandelt wird. Chemotherapie schädigt immer auch gesunde Zellen, und die Zellreste »verstopfen« und belasten die extrazelluläre Matrix. Das zelluläre Umfeld entscheidet vermutlich, ob überhaupt Krebs entsteht oder nicht. Der Zustand des Zellzwischenraums bestimmt darüber, ob die Medikamente der Chemotherapie überhaupt an die Krebszellen gelangen und dort wirken können. Eine Lebensweise mit viel Bewegung, gesunder Ernährung, ausreichend Regeneration und dem Weglassen von Zellgiften kann als Krebsprophylaxe betrachtet werden und unterstützt auch jede Krebstherapie. Eine Prognose »unheilbar« ist daher deplatziert.

Eine **Übersäuerung** der extrazellulären Matrix hat vielerlei gesundheitliche Beeinträchtigungen zur Folge, wird aber von der Schulmedizin komplett ausgeblendet. Bei einer »latenten Azidose« oder chronischen Übersäuerung ist der Blut-pH-Wert immer im Normbereich. Vermehrte Säure wird im Zwischenzellbereich deponiert. Dort führt sie zu unterschwelligen Entzündungen, zu einer Gelbildung und zu einer Regulationsstarre. Die Selbstheilungskräfte sind gestört. Die Gelbildung kann ein geübter Therapeut, der Azidose-Massagen nach Dr. Renate Collier gelernt hat, erspüren und wegmassieren. Viele unspezifische Beschwerden wie Müdigkeit, Neigung zu Allergien, Reizbarkeit, Nervosität, Stimmungsschwankungen und Konzentrationsstörungen können die Folge einer latenten Azidose sein.

Der Körper produziert selbst Säuren wie zum Beispiel Kohlen- und Harnsäure. Wenn ein Mensch krank ist, wird die körpereigene Säureproduktion erhöht. Wenn Durchblutungsstörungen zu Sauerstoffmangel in den Zellen führen, reagiert die Zelle mit der Bildung von Milchsäure. Diese lokale Übersäuerung der extrazellulären Matrix kann sehr schmerzhaft sein. Die säurelastige Zivilisationskost in Form von Fleisch, phosphorhaltigen Limonaden, Wurst, Milch- und Weißmehlprodukten verschlimmert den Zustand. Um die Säure in der extrazellulären Matrix zu neutralisieren, greift der Körper auf Mineralstoffdepots wie Haarboden, Knochen und Zähne zurück. Osteoporose und Karies werden so gefördert. Eine

Entsäuerung der extrazellulären Matrix durch eine antientzündliche basische Ernährung – pflanzenbetont, zuckerfrei, Omega-3-Fettsäuren zum Beispiel als Leinöl und Algenöl, täglich Sport und Meditation – trägt wesentlich zu einer erfolgreichen Therapie bei. Ganzkörper-Basenbäder können unterstützend wirken.

Wenn wir den Zustand der extrazellulären Matrix in den Mittelpunkt unserer Betrachtungen rücken, stellen wir fest, dass wir es mit einem vergessenen, aber sehr wichtigen Körperteil zu tun haben. Zivilisationskrankheiten werden nicht ursächlich therapiert, sondern Symptome mit Medikamenten »ruhiggestellt« und Krankheiten nur verwaltet. Es ist Zeit, den Graben zwischen Schulmedizin und Naturheilkunde zu überbrücken. Nicht nur Patienten sind frustriert, wenn sie nicht geheilt werden, sondern auch die behandelnden Ärzte. Eine neue Sicht auf die extrazelluläre Matrix sollte Einzug in die Medizin halten, zum Wohle der Patienten und im Sinne einer humaneren Medizin.

Wenn Sie sich weitergehend informieren möchten, empfehle ich das Buch von Dr. med. Bernhard Dickreiter »Chronisch gesund statt chronisch krank«.

Salz – das neue »weiße Gift«

Sowohl säure- als auch basenbildende Mineralstoffe dienen der Gesundheit, aber nur dann, wenn sie im naturgemäßen Verhältnis vorliegen. Mineralstoffe erhalten die Funktion von Muskeln, Knochen, Blutdruck und Herzrhythmus. Bekommt der Körper nicht genügend Mineralstoffe, wird er nach Dr. Jacob »morsch und lahm«. Nerven, Muskeln und Knochen brauchen alle Mineralstoffe: die basenbildenden (Kalium, Natrium, Magnesium und Kalzium) sowie die säurebildenden (Chlor, Phosphor, Schwefel), aber im richtigen Gleichgewicht. Der Herzrhythmus und der Blutdruck hängen stark von der Zufuhr von Kalium und Magnesium ab. Die ursprüngliche Ernährung des Menschen war reich an pflanzlicher Kost mit vielen organisch gebundenen, basenbildenden Mineralstoffen, wie Kalium, Kalzium und Magnesium, und sehr arm an Salz oder Natriumchlorid. So nahmen die Menschen bis zur Entwicklung des Ackerbaus vor etwa 10.000 Jahren täglich nur etwa ein Gramm Natrium, aber zehn Gramm Kalium mit ihrer Ernährung auf. Die Mineralstoffzusammensetzung in unserer Ernährung hat sich mit der Industrialisierung weiter stark verändert. Unsere heutige Zivilisationskost ist reich an säurebildendem Natriumchlorid oder Kochsalz sowie Schwefel- und Phosphorverbindungen, aber arm an basenbildenden Mineralstoffen wie Kalium, Kalzium und Magnesium, wie sie in Gemüse, Obst und Kräutern zu finden sind. Unser Stoffwechsel ist aber auf die heutige meist kaliumarme sowie salz- und proteinreiche Ernährung nicht eingestellt.

Damit haben wir das Natrium-Kalium-Verhältnis und damit auch das Säure-Basen-Verhältnis auf den Kopf gestellt. Das Säure-Basen-Verhältnis ist der zentrale Pfeiler unserer Gesundheit. Unser Organismus ist einer hohen Säurelast ausgesetzt, was auch für die Nieren gilt: »Die ernährungsbedingte chronische Übersäuerung verstärkt sich mit zunehmendem Alter und steht im Zusammenhang mit dem zunehmenden Verlust der Nierenfunktion im Alter«, so Dr. Jacob. Die chronische Störung des Säure-Basen- und Mineralstoff-Gleichgewichts verändert unzählige biochemische Reaktionen im Körper. Diese Veränderungen treten erst schleichend auf, sodass sie lange Zeit unbemerkt bleiben. Mit der Zeit entstehen klassische Zivilisationserkrankungen wie Bluthochdruck, Herzrhythmusstörungen, Insulinresistenz bzw. Diabetes Typ 2, chronische Müdigkeit, Burn-out, diffuse Schmerzen, schwache, gestresste Nerven, Arthrose, Muskelschwäche sowie Muskel- und Knochenabbau bzw. Osteoporose.

Kalium und Natrium im Ungleichgewicht

Zu viel Salz, also Natriumchlorid, ist der potenziell giftigste Nährstoff in der täglichen Ernährung und hauptverantwortlich für zahllose Todesfälle und schwere Behinderungen. Zu dem Schluss kommen auch die Wissenschaftler der Weltgesundheitsorganisation in ihrer Global–Burden-of-Disease-Studie. Warum?

Natriumchlorid schadet gleich zweifach, denn sowohl ein Übermaß an Natrium als auch an säurebildendem Chlorid ist toxisch. Natrium ist der Gegenspieler von Kalium. Der Körper wendet ein Viertel seiner Energie auf, um die sogenannte »Natrium-Kalium-Pumpe« zu betreiben, die das Kalium in die Zelle und im Gegenzug das Natrium aus der Zelle pumpt. Heute hat sich das natürliche Verhältnis von basenbildendem Kalium zu Natriumchlorid umgekehrt und um den Faktor 30 (!) in Richtung Natriumchlorid verschoben.

Eine kaliumreiche und natriumarme Ernährung ist aber unabdingbar für einen normalen Blutdruck. Das »Food and Nutrition Board« der USA und Kanada empfiehlt als Krankheitsprophylaxe mindestens 4,7 Gramm Kalium und höchstens 2 Gramm Natrium – das sind 5 Gramm Salz – pro Tag für Erwachsene. Diese Menge sei erforderlich, um Bluthochdruck, Salzsensitivität, Nierensteine, Osteoporose oder Schlaganfall vorzubeugen bzw. sie zu vermindern oder zu verzögern. 75 Prozent der Männer und 90 Prozent der Frauen in Deutschland erreichen diese Empfehlung nicht. Nur zehn Prozent der deutschen Bevölkerung schaffen die Zielmarke der Deutschen Gesellschaft für Ernährung (DGE) fünfmal am Tag (kaliumreiches) Gemüse und Obst zu essen. Mehr als 80 Prozent der Deutschen liegen unter dieser aktuellen Empfehlung für Kalium. Frauen haben im Vergleich zum optimalen Kalium-Wert von 4,7 Gramm ein Kaliumdefizit von 1560 Milligramm. Die maximale Menge an Natrium wird dagegen weit überschritten. Als Hauptquelle einer salzreichen Ernährung gelten Würzen, Brot, Wurst, Fischkonserven, Fertigsoßen, Käse, Schinken, Knabberzeug und Fertignahrungsmittel wie Pizza sowie Fast Food. Die DGE hat die Referenzwerte für Natrium, Chlorid und Kalium endlich 2017 geändert. Als angemessene Zufuhr sieht sie bei Natrium 1500 Milligramm für Erwachsene – die meist stark überschritten wird – und bei Kalium 4000 Milligramm pro Tag, die nur wenige erreichen.[5]

Ein ganz simpler Grund, warum Salz das Blutvolumen und den Blutdruck erhöht: Mineralstoffe lagern immer Wassermoleküle an. Diese Wasserhülle bestimmt die osmotischen Druckverhältnisse innerhalb und außerhalb der Zelle. Ernähren wir uns sehr kochsalzhaltig, so bewirkt die hohe Natriumkonzentration, dass Wasser aus der Zelle ins Blut fließt. Ein Extrembeispiel hierfür ist das Trinken von Meerwasser bei Schiffbrüchigen, das tatsächlich zum Verdursten führt. Da Natriumchlorid sehr viel Wasser bindet, steigt bei einer salzreichen Ernährung der Druck in den Blutgefäßen. Natrium und Chlorid haben eine 50 Prozent größere Wasserhülle als Kalium.

Die Grundlagen auf Zellebene

Der Säure-Basen-Haushalt ist untrennbar mit dem Mineralstoff-Haushalt verknüpft. Basische Mineralstoffe sind die Gegenspieler von Säuren, und der wichtigste basische Mineralstoff ist Kalium. Kalium und Natrium sind als Gegenspieler besonders wichtig für die Aufrechterhaltung des Mineralstoff- und Säure-Basen-Gleichgewichts. Auch weitere Mineralstoffe und die Hormone Cortisol und Aldosteron regulieren die fein abgestimmte Balance. Gerät ein Baustein aus dem Gleichgewicht, bringt er alle anderen mit ins Rutschen.

Dieses Zusammenspiel von Säure-Basen- und Mineralstoff-Haushalt findet sowohl innerhalb als auch außerhalb der Körperzellen statt. Die entscheidende Bedeutung von Kalium bei der Entsäuerung des Zellinneren wird nur wenig thematisiert.

Säuren entstehen ständig während des Zellstoffwechsels. Wenn sie nicht abgebaut werden, schaden sie der Zelle. Säuren sind dadurch definiert, dass sie Protonen oder positiv geladene Wasserstoffionen abgeben. Ionen sind elektrisch geladene Atome und Moleküle. Je höher eine Konzentration von Protonen, desto höher ist das Vorkommen an Säuren. Die Stärke einer sauren oder basischen Lösung wird mit dem pH-Wert gemessen. Ein niedriger pH-Wert – 0 bis 7 – bedeutet »sauer«, ein pH-Wert von 7 ist neutral, und Werte über 7 zeigen eine basische oder alkalische Lösung an.

Unsere Zellen sind mit vielen Kanälen und Transportsystemen ausgestattet. Ihre Aufgabe besteht darin, durch den Transport bestimmter Ionen das Milieu und das Ruhepotenzial der Zellen aufrechtzuerhalten. Im Körper werden als Ionen vor allem die Elektrolyte Kalium und Natrium sowie Protonen – Säuren – transportiert. Zu den wichtigsten Elektrolyten im Körper zählen neben Natrium und Kalium auch Kalzium, Magnesium sowie Chlorid, Bikarbonat und Phosphat. Die Verteilung dieser Stoffe im Körper nennt man Elektrolythaushalt. Für alle Körperfunktionen ist es absolut lebenswichtig, dass die Elektrolyte im Blut die richtige Konzentration haben. In der Zellmembran sitzen zwei Transportproteine, die bei der Zellentsäuerung eine entscheidende Rolle spielen. Das sind die Natrium-Säuren-Pumpe und die Natrium-Kalium-Pumpe. Aufgabe der Natrium-Kalium-Pumpe ist es, das Membranpotenzial, also die Zellbatterie, aufrechtzuerhalten und indirekt auch den pH-Wert in der Zelle zu regulieren. Sind zu viele Protonen in einer Zelle, wird es der Zelle also zu sauer, so schleust die Natrium-Säuren-Pumpe, auch Natrium-Protonen-Antiporter genannt, zwei Protonen aus der Zelle und im Gegenzug ein Natrium-Ion in die Zelle. Nachdem die Säure gegen das Natrium getauscht wurde, muss schließlich das Natrium wieder aus der Zelle entfernt werden, denn zu viel Natrium in der Zelle führt zum Verlust ihrer elektrischen Ladung und schadet ihr auf vielfältige Weise. Hierfür ist die Natrium-Kalium-Pumpe zuständig. Um das Natrium aus der Zelle zu schaffen, benötigt diese Kalium und Energie oder ATP, die in den Mitochondrien oder Kraftwerken der Zellen entsteht. Im Austausch gegen zwei Kalium-Ionen transportiert die Natrium-Kalium-Pumpe drei Natriumionen aus der Zelle.

Angesichts dieses Mechanismus wird klar, wie wichtig das richtige Verhältnis von Natrium und Kalium ist, um die Zelle zu entsäuern und funktionsfähig zu erhalten.

Gesundheitliche Risiken des hohen Salzkonsums

Ein übermäßiger Salzkonsum wird mit hohem Blutdruck und vielleicht noch Ödemen (Wasseransammlungen) in Verbindung gebracht. Die Gesundheitsgefahren sind jedoch wesentlich vielfältiger.

ZU VIEL SALZ LEGT UNSERE ZELLBATTERIEN LAHM

Jede Körperzelle braucht für die Erfüllung ihrer Aufgaben Energie in Form von Nährstoffen aus unserer Nahrung. Diese Nährstoffe werden gemeinsam mit Sauerstoff, den wir über die Atmung aufnehmen, in den Mitochondrien, den Kraftwerken unserer Zellen, in Energie oder ATP umgewandelt, das die chemische Energie bündelt und speichert. Neben der chemisch gebundenen Energie benötigt die Zelle jedoch auch elektrische Energie. Daher sind die Zellen wie kleine Batterien oder Mini-Akkus aufgebaut. Im Inneren ist die Zelle negativ aufgeladen, außen dagegen positiv. Sie ist immer wieder aufladbar. Der Unterschied der elektrischen Ladung über die Zellmembran oder Zellhülle heißt Membranpotenzial und versorgt die Zelle mit elektrischer Energie. Das Membranpotenzial wird durch die Konzentration der verschiedenen Ionen, vor allem Kalium und Natrium, innerhalb und außerhalb der Zellen hergestellt. Hierfür sind vor allem die Aktivitäten verschiedener Membrantransporter zuständig. Die Abweichungen vom Ruhemembranpotenzial in erregbaren Zellen sind für physiologische Funktionen dieser Zellen extrem wichtig. Sie lenken Prozesse wie die Reizweiterleitung in Nervenzellen, die Muskelkontraktion, die Ausschüttung von Hormonen und Prozesse unserer Sinnesorgane.

Vor allem Kalium bestimmt das Ruhepotenzial. Kalium hat das stärkste negative Gleichgewichtspotenzial. Ist zu wenig Kalium in der Zelle vorhanden, ist die Zellladung reduziert oder depolarisiert. Die Zelle ist gestresst und schneller erregt, sozusagen hyperaktiv. Dies hat Einfluss auf alle genannten Prozesse, aber auch auf die Zellteilung und die Krebsentwicklung. Daher ist die Erhaltung eines normalen Membranpotenzials von so »immenser Wichtigkeit«, so Dr. Jacob.

Kalium entsäuert also nicht nur das Zellinnere, sondern bestimmt das negative Membranpotenzial als Grundlage aller elektrischen Aktivitäten der Zelle. Die Natrium-Kalium-Pumpe hält die Ladung unserer Körperzellen aufrecht und lädt die Zellbatterie auf. Dieser Stoffaustausch bildet die Grundlage für unseren Stoffwechsel und damit des Lebens. Die Bedeutung dieses Vorganges wird klar, wenn man sich verdeutlicht, dass der Körper etwa ein Viertel seiner Energie aufwendet, um Kalium in die Zelle und Natrium aus der Zelle zu befördern. Das richtige Natrium-Kalium-Verhältnis ist überlebenswichtig für die Zelle.

Wer zu wenig Kalium über seine Ernährung aufnimmt, also zu wenig Gemüse, Kräuter und Obst isst – und/oder zu viel Natriumchlorid durch zu viel Speisesalz – schadet seinem Ionenausgleich. Das Membranpotenzial der Zelle ist gestört, und Krankheiten von Bluthochdruck über Herzrhythmusstörungen bis zu Krebs sind die Folge.

Kalium ist deshalb so wichtig, weil es Säuren aus der Zelle schleust und als wichtigstes Ion das Membranpotenzial der Zelle bestimmt. Das negative Membranpotenzial ist die Grundlage aller elektrischen Aktivität von Nerven und Muskeln und damit unsere Lebensgrundlage. Je weniger Kalium in der Zelle ist, desto schwächer wird das Membranpotenzial. Der Zellbatterie geht der Saft aus. Die Aktivität und Anzahl der Natrium-Kalium-Pumpen wird zum Beispiel durch Bewegung, Schilddrüsenhormone und viel Kalium nach oben reguliert und durch Faktoren wie Bewegungsmangel, Kaliummangel, Schilddrüsenunterfunktion, Diabetes und Alkoholismus nach unten. Freie Fettsäuren können die Natrium-Kalium-Pumpe hemmen. Bei salzreicher Ernährung werden körpereigene Hemmstoffe der Natrium-Kalium-Pumpe verstärkt ausgeschüttet.

ERHÖHTES RISIKO FÜR SCHLAGANFALL UND HERZINFARKT

Etwa 50 Prozent der Bundesdeutschen sterben mittlerweile an einer Herz-Kreislauf-Erkrankung. Bluthochdruck ist dabei, noch vor Rauchen, der Hauptrisikofaktor. Durch unsere artfremde Ernährung sind wird das einzige Säugetier, das unter hohem Blutdruck leidet. 54 Prozent aller Schlaganfälle werden weltweit durch zu hohen Blutdruck ausgelöst, bei Erkrankungen der Herzkranzgefäße sind es 47 Prozent. An den Folgen von Bluthochdruck starben 2010 9,4 Millionen Menschen. Besorgniserregend ist die Zunahme von Schlaganfällen bei jungen Menschen. Die Schlaganfallrate von Menschen unter 54 Jahren stieg im Zeitraum von 1993/94 bis 2005 um 44 Prozent. Fast jeder zweite Erwachsene leidet unter

Bluthochdruck, ab dem sechzigsten Lebensjahr sind sogar 80 Prozent betroffen.[6] In der Praxis wird Bluthochdruck medikamentös behandelt und dadurch effektiv gesenkt. Nach Dr. Jacob ist das jedoch gefährlich: »Die Sterblichkeit bei leichtem Bluthochdruck wird durch die medikamentöse Einstellung nur wenig verändert.« Die Betroffenen wiegen sich also in falscher Sicherheit.

Natrium, was in Form von Kochsalz oder Natriumchlorid aufgenommen wird, erhöht den Blutdruck und führt auf diese Weise zu einer erhöhten Sterblichkeit durch Herz-Kreislauf-Erkrankungen.[7]

Ist mehr Kalium verfügbar, antwortet der Körper mit einer geringeren Blutdruckerhöhung auf eine Überladung mit Natrium, als wenn weniger Kalium vorhanden ist. Wer zu viel Natrium über die Nahrung aufnimmt, riskiert allerdings auf Dauer einen Kaliummangel, weil Kalium vermehrt über die Nieren ausgeschieden wird und der Kaliumspiegel mit der Zeit absinkt. Daher erfordert eine hohe Natriumzufuhr also eine erhöhte Kaliumzufuhr, eventuell auch in Form von Nahrungsergänzungsmitteln, um den Blutdruck in einem gesunden Rahmen zu halten. Dr. Jacob erklärt: »Eine große US-Studie der renommierten Harvard-Universität mit fast 50.000 Teilnehmern[8] konnte zeigen, dass eine Nahrungsergänzung mit Kalium das Schlaganfallrisiko um 64 Prozent senkte. Vor allem Patienten, die ›Wassertabletten‹ (Diuretika) nehmen, müssen auf ihre Kaliumzufuhr achten.«

Ein ausgeglichenes Verhältnis von Natrium und Kalium entspannt die Blutgefäße, insbesondere auch das Endothel. Eine Erweiterung der Gefäße ist die Folge. Wird zu viel Natriumchlorid zugeführt und scheidet der Körper Salz nicht in ausreichendem Maße aus, wird weniger Stickstoffmonoxid gebildet, das wichtig für die Entspannung der Blutgefäße ist.

Dr. Jacob betont, dass Bluthochdruck nur ein Symptom eines komplexen Krankheitsbildes ist, das auf einer Elektrolytverschiebung der Zelle basiert, die weit mehr negative Effekte hat als eine Blutdrucksteigerung. Der Körper speichert Kalium in den Zellen. Aufgrund der verbreiteten kaliumarmen Ernährung kommt es zu einem meist unbemerkten Kaliummangel in der Zelle. Durch eine normale Blutanalyse ist der vorherrschende intrazelluläre Kaliummangel lange Zeit nicht nachweisbar. Trotz relativ konstanter Blutspiegel kommt es auf Dauer auch zu Elektrolytverschiebungen in der Zelle, und sie verändert ihr elektrochemisches

Potenzial, was schwerwiegende Folgen wie Bluthochdruck, aber auch Insulinresistenz, Nierenparenchymschäden, Nierensteine, Osteoporose und Schlaganfall und Herzinfarkt zur Folge hat. Der Kaliummangel und die Natriumüberladung in der Zelle lässt sich jedoch durch eine *hämatokritbereinigte* Vollblutanalyse feststellen.

Auch Menschen, deren Blutdruck nicht auf hohe Salzmengen reagiert, können ihre Arterien durch zu hohen Salzkonsum schädigen. Nach einer salzhaltigen Mahlzeit lässt die Durchblutung in den Blutgefäßen deutlich nach. Salz wirkt hierbei als oxidativer Stress, indem es freie Radikale in der Blutbahn bildet. Durch den oxidativen Stress, der durch Natriumaufnahme entsteht, werden die Arterien stark beschädigt. Sie verhärten.

Ein hoher Salzkonsum trägt außerdem zu einem erhöhten Risiko für Asthma, Autoimmunerkrankungen, Magenkrebs, Osteoporose und Nierenversagen bei. Ein Big Mac enthält ohne salzige Pommes bereits 950 Milligramm Natrium, und eine einzige Mahlzeit in einem Fast-Food-Restaurant mehr als 3000 Milligramm Natrium. Auch wenn Sie den Rest des Tages nur Wasser trinken und fasten, befänden Sie sich immer noch im gefährlichen Bereich. Salzige Speisen regen den Appetit an und unterdrücken die Signale, die unserem Körper die Botschaft übermitteln, dass wir satt sind. Damit führen hohe Salzmengen zu Übergewicht und Adipositas.[9]

DER EINFLUSS VON SALZ AUF WEITERE ERKRANKUNGEN

Ältere Menschen, die wenig Natrium über die Nahrung aufnehmen, weisen eine deutlich bessere geistige Leistungsfähigkeit auf als diejenigen, die mittlere oder hohe Natriummengen aufnahmen. Dies konnte eine Studie an 1262 gesunden Personen zwischen 67 und 84 Jahren zeigen, die über einen Zeitraum von drei Jahren untersucht wurden. Die tägliche Salzaufnahme in Verbindung mit körperlicher Aktivität erbrachte interessante Ergebnisse. Ein Zusammenhang zwischen der Salzzufuhr und der kognitiven Leistungsfähigkeit wurde festgestellt, allerdings nur in der Gruppe mit geringer körperlicher Aktivität. Personen dieser Gruppe mit einer geringen Salzaufnahme zeigten eine deutlich bessere kognitive Leistungsfähigkeit als diejenigen mit einer mittleren und hohen Salzaufnahme.

Zwei Studien, die in der Fachzeitschrift »Nature« erschienen, weisen darauf hin, dass der zunehmende Salzkonsum in westlichen Gesellschaften das Entstehen von Autoimmunerkrankungen wie Multipler Sklerose (MS) begünstigt.[10] Dr. Jacob merkt an, dass alle bisherigen Untersuchungen sich am Salzgehalt im Blut orientieren, aber der Salzgehalt im Gewebe wichtiger ist, wo die Immunzellen ihre Funktion ausüben.

Auch die Entstehung von Krebs hängt eng mit dem Natrium-Kalium-Verhältnis zusammen. Birger Jansson vom MD Anderson Cancer Center in Texas fand in einer umfangreichen Analyse heraus, dass das Natrium-Kalium-Verhältnis bei der Entstehung von Krebs eine deutlich wichtigere Rolle spielt als die Natrium- und Kaliumzufuhr für sich allein.[11]

Eine gestörte Funktion der Zellpumpen fördert Krebs. Der pH-Wert, das Natrium-Kalium-Verhältnis und das Membranpotenzial der Zelle sind entscheidend für wichtige Zellsignalwege und das Wachstum- und Differenzierungsverhalten der Zelle, welche die Krebsentwicklung beeinflussen. Das Membranpotenzial hat einen wichtigen Einfluss auf die Entstehung und Entwicklung einer Krebserkrankung. Eine zu hohe Aufnahme von Kalzium in die Zelle wirkt der Zelldifferenzierung entgegen und kann dadurch potenziell krebsfördernd wirken. Eine hohe Kaliumzufuhr hingegen stabilisiert das Membranpotenzial und wirkt so krebshemmend.[12]

Zu viel Salz fördert ein tumorfreundliches Milieu. Überschüssiges Natriumchlorid wird im Bindegewebe eingelagert. Besonders bei Magenkrebs ist dieser Zusammenhang heute sehr klar nachgewiesen. Ein hoher Konsum von gesalzenen und auch geräucherten Lebensmitteln erhöht das Risiko für Magenkrebs. Eine zu hohe Salzkonzentration in der Nahrung schädigt die Magenschleimhaut, was das Risiko für Infektionen zum Beispiel durch *Helicobacter pylori* verstärkt, zu chronischen Magenschleimhautentzündungen und Veränderungen der DNA führt und damit auch das Magenkrebsrisiko erhöht.[13]

AUSWIRKUNGEN VON NATRIUM UND KALIUM AUF DIE FUNKTIONEN DES KÖRPERS NACH DR. JACOB

Natrium, insbesondere Natriumchlorid	**Kalium, insbesondere basenbildende Kaliumverbindungen**
Erhöht den Blutdruck	Normalisiert den Blutdruck
Erhöht das Schlaganfallrisiko	Senkt das Schlaganfallrisiko
Schädigt das Herz (Herzinsuffizienz, Umwandlung in Bindegewebe)	Normalisiert den Herzrhythmus
Fördert oxidativen und nitrosativen, also durch Stickstoff-Radikale ausgelösten Stress	Lindert oxidativen und nitrosativen Stress durch Hemmung von Radikal-Bildung
Versteift das Endothel durch verminderte Stickstoffmonoxid-Synthese, was zur endothelialen Dysfunktion führt	Macht das Endothel weicher durch normale Synthese von Stickstoffmonoxid
Fördert die Entstehung von Nierensteinen	Schützt die Nieren und senkt die Ammoniakbildung der Nieren
Fördert eine leichte metabolische Azidose	Gleicht den Säure-Basen-Haushalt aus
Fördert die Umwandlung in Bindegewebe von Herz, Nieren und Gefäßen	–
Verstärkt altersbedingte Abnahme der Gedächtnisleistung	Reduziert altersbedingte Abnahme der Gedächtnisleistung
Erhöht das Osteoporoserisiko	Verringert den Kalziumabbau in den Knochen und die Kalziumausscheidung über die Nieren
Hemmt die Aktivität der Natrium-Kalium-Pumpe	Steigert die Aktivität der Natrium-Kalium-Pumpe
Erniedrigt Zellmembranpotenzial und Magnesiumkonzentration in der Zelle, erhöht Konzentration von Natrium und Kalzium in der Zelle.	Erhöht Zellmembranpotenzial und intrazelluläres Magnesium, senkt intrazelluläres Kalzium
Intrazellulär erhöhtes Natrium und erniedrigte Membranpotenziale begünstigen Krebs	Intrazellulär normales Kalium und normale Membranpotenziale schützen vor Krebs
Fördert die Insulinresistenz und damit das Diabetes-Risiko	Verbessert Insulinsensitivität und beugt damit Diabetes vor
Fördert Ödembildung in Zellen und im Bindegewebe	Fördert Nierenfunktion und Harnausscheidung
Wird im Bindegewebe eingelagert, fördert die pathologische vermehrte Bildung von Lymphgefäßen, Entzündungsprozesse und möglicherweise Metastasenbildung	Fördert die Natriumausscheidung und wirkt dessen Einlagerung im Bindegewebe entgegen
Fördert Autoimmunerkrankungen	–
Erhöht das Magenkrebsrisiko	–

Wie könnte eine salzarme Zukunft aussehen?

Bluthochdruck und eine eingeschränkte Nierenleistung werden heute als natürlicher Alterungsprozess betrachtet. Der Vergleich mit Naturvölkern zeigt aber, dass diese Phänomene dort völlig unbekannt sind.

Die Yanomami-Indianer, bekannt geworden durch Rüdiger Nehberg, sind die größte indigene Volksgruppe im Amazonasgebiet. Sie bewegen sich viel, und ihre Hauptnahrung besteht aus Früchten, Blattgemüse, Wurzeln und Knollen. Ihre Ernährungsweise ist extrem reich an Kalium und extrem natriumarm. Speisesalz ist den Yanomami völlig unbekannt. Bluthochdruck, Schlaganfall, Herzinfarkt und Nierenversagen sind bei diesen Indianern unbekannte Erkrankungen. Ihre Ernährung ist stark basenbildend, so, wie es jahrtausendelang für den Menschen üblich war. Die Yanomami-Indianer nehmen täglich ca. 8 Gramm Kalium und fast kein Salz auf, wie unsere Vorfahren vor Beginn der Landwirtschaft. Ihr Blutdruck ist niedrig und liegt bei durchschnittlich 95/61 mmHg.[14] Auch Dr. Michael Greger führt in seinem Buch »How Not to Die« diesen Indianerstamm an. Der Blutdruck unter älteren Yanomamis entspricht dem von Jugendlichen, sie halten ihren Blutdruck ihr ganzes Leben lang, und Wissenschaftler fanden keinen einzigen Fall von Bluthochdruck.[15]

Dr. Jacob führt die Menschen auf Okinawa als weiteres Vorbild auf, was eine kaliumreiche und natriumarme Ernährung betrifft. Dort gibt es weltweit prozentual die meisten über Hundertjährigen. Im Jahr 1949 verzehrten die Menschen auf Okinawa durchschnittlich täglich 5200 Milligramm Kalium und 1130 Milligramm Natrium.[16] Sie nahmen damit fast doppelt so viel Kalium zu sich wie Deutsche, und nur etwas mehr als ein Drittel so viel Natrium wie wir. Die westliche Ernährung enthält im Vergleich zu Okinawa mehr Natriumchlorid, weniger Kalium und mehr Kalzium. Obwohl die Kalziumaufnahme in Okinawa nur halb so

	Okinawa	Deutschland
Kalium (mg)	5200	3376
Natrium (mg)	1130	3100
Magnesium (mg)	396	397
Kalzium (mg)	500	1008
PRAL (mEq)	-75	+22

Vergleich Mineralstoffaufnahme und PRAL-Werte in Okinawa und Deutschland

hoch war wie bei uns, waren Osteoporose und Hüftfrakturen dort nur selten. Die Menschen auf Okinawa aßen pflanzenbasiert, tierisches Protein gab es nur wenig und selten. Mit dem Einzug einer westlichen Lebens- und Ernährungsweise haben übrigens auch unsere Wohlstandserkrankungen die Menschen in Okinawa befallen.

Millionen Jahre lang nahmen wir unter 1000 Milligramm Natrium pro Tag auf, heutzutage konsumieren die Menschen in vielen Ländern der Welt durchschnittlich viel mehr als 3000 Milligramm pro Tag, zu 80 Prozent aus verarbeiteten Produkten, Restaurant-Essen oder Junk Food in Fast-Food-Ketten. Wie schaffen wir es, statt einem Teelöffel Salz täglich nur einen Viertel Teelöffel zu konsumieren?

Wurst und Käse tragen zu einem Großteil des Natriumanteils an einer durchschnittlichen US-amerikanischen Ernährung bei. In den USA und vermutlich auch bei uns verstecken sich etwa 80 Prozent des Salzes in industriell verarbeiteten Produkten und rieseln nicht aus dem Salzstreuer. Am besten wäre es, selten Fertigprodukte und Junkfood zu konsumieren.

Restaurantbesuche sollten ebenfalls eingeschränkt oder salzarmes Essen verlangt werden. Die Gerichte dort sind oft übersalzen und fördern den Getränkekonsum. Dasselbe gilt auch für Bars, in denen Schälchen mit gesalzenen Erdnüssen, Chips oder Salzstangen herumstehen. In Pizzen steckt viel Salz. Bei Erwachsenen über fünfzig ist Brot die Haupt-Natriumquelle. Am besten, Sie backen Ihr Brot selbst, dann haben Sie die Zutaten unter Kontrolle.

Salzen Sie beim Essen nicht nach. Salzen Sie auch nicht beim Kochen, sondern verwenden Sie Kräuter und Gewürze wie Rosmarin, Curry, Curcuma, Koriander, Zitrone, Zwiebeln, Knoblauch, Petersilie, Thymian oder geeignete Mischungen (z. B. »Adios Salz!« von Sonnentor). Probieren Sie, Salz durch Zitrussaft aus Zitrone, Limette oder Grapefruit zu ersetzen. Wie Salz sind nämlich Zitrusfrüchte natürliche Geschmacksverstärker. Sie können Kochsalz durch Dr. Jacob's Blutdruck-Salz ersetzen, das 50 Prozent weniger Natrium und dafür reichlich Kalium enthält. Dank Natriumcitrat ist es auch das einzige basenbildene Salz.

Nach einer Weile salzarmer Ernährung haben Sie Ihre Salzrezeptoren in Ihrem Mund so weit sensibilisiert, dass Sie salzarmes Essen zu schätzen wissen. Essen Sie natürlich und vollwertig, bereiten Sie Ihr Essen frisch zu, oder verlangen Sie im Restaurant ungesalzenes Essen.

Bluthochdruck und natürliche Mittel, ihn zu senken

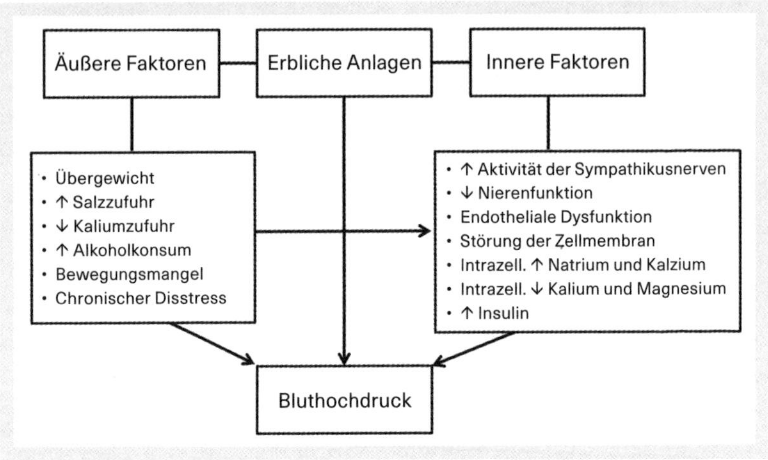

Zusammenfassung der Faktoren zur Entstehung einer Hypertonie

Bluthochdruck ist die Haupt-Todesursache in den Industrienationen. Ein normaler – am besten optimaler – Blutdruck stellt die wohl wichtigste Grundlage für ein gesundes, langes Leben dar. In Deutschland haben nur 53 Prozent der Frauen und 29 Prozent der Männer zwischen 18 und 79 Jahren optimale Blutdruckwerte.[17] Ab dem 60. Lebensjahr sind 80 Prozent der Deutschen von Bluthochdruck betroffen.

Beim optimalen Blutdruck beträgt laut WHO und »Deutscher Hochdruckliga e.V.« der systolische oder obere Wert, gemessen in Millimeter Quecksilbersäule mmHg, unter 120, und der untere, diastolische Wert unter 80. Der Normalwert ist unter 120/80 mmHg, ein erhöhter Blutdruck beträgt zwischen 130/85 mmHg und 139/89 mmHg, und Bluthochdruck gilt ab 140/90 mmHg. In den USA spricht man schon bei Werten von über 120/80 von erhöhtem Blutdruck, Bluthochdruck gilt ab Werten über 130/80. Die Anpassung der US-Werte entspricht den neuen wissenschaftlichen Erkenntnissen und erfolgte aufgrund großer Studien, die zeigten, wie lebensrettend sich eine Normalisierung des Blutdrucks auswirkt.

Weltweit ist Bluthochdruck die Hauptursache für Schlaganfall, Herzinfarkt, schwere Behinderung und vorzeitigen Tod – und das sogar vor dem Rauchen! Etwa die Hälfte aller Schlaganfälle und Erkrankungen der Herzkranzgefäße entstehen aufgrund von Bluthochdruck.

Dr. Jacob gibt hierbei Folgendes zu bedenken: »Das Wichtigste überhaupt ist es, den Blutdruck selbst regelmäßig zu messen, vor allem auch einmal unter Stress und Belastung. Viele wissen gar nicht, wie stark ihr Blutdruck oft erhöht ist. Ein chronisch erhöhter Blutdruck ist mit Lebensstiländerungen, Ernährung und ggf. Nahrungsergänzungsmitteln gut therapierbar. Bei Bluthochdruck – ab 140/90 mmHg – kann zusätzlich die Einnahme von Medikamenten erforderlich sein. Bei starkem Blutdruckanstieg – zum Beispiel durch Hitze, Ärger oder Stress – sollten Sie unbedingt zeitnah einen Arzt aufsuchen. Treten dabei gleichzeitig besondere Beschwerden auf, wie Schmerzen oder ein Druckgefühl im Brustkorb, Atemnot oder verschwommenes Sehen, sollte der Notarzt gerufen werden.«

Hauptursachen von Bluthochdruck

Die Hauptursachen für den gefährlichen Bluthochdruck sind Bewegungsmangel, eine ungesunde Ernährung – zu viel tierisches Eiweiß und Salz –, Übergewicht und Stress. Die frohe Botschaft: Erhöhter Blutdruck ist keine schicksalhafte Alterserscheinung, sondern lässt sich durch gesunde Ernährung und eine insgesamt gesunde, artgerechte Lebensweise normalerweise sehr gut beeinflussen. Vor allem bei Werten bis 139/89 mmHg ist eine Umstellung der Ernährungs- und Lebensweise sehr wirksam und auch die erste Empfehlung der Ärztegremien. Bei diesen Blutdruckwerten kann eine konsequente Ernährungsumstellung sogar wirkungsvoller sein als Medikamente.

Achtung: Bitte setzen Sie verordnete Blutdrucksenker nur in Absprache mit Ihrem Arzt ab, keinesfalls eigenmächtig! Bei Bluthochdruck ab 140/90 mmHg sollte immer zusätzlich ein Arzt oder Heilpraktiker zurate gezogen werden.

Normalerweise ist ein erhöhter Blutdruck nicht mit Beschwerden verbunden. Dennoch handelt es sich um eine sehr ernste Erkrankung. Dr. Jacob rät, bei Menschen über 80 Jahren oder wenn schon einmal ein Herzinfarkt oder Schlaganfall vorlag, blutdrucksenkende Medikamente mit Bedacht einzusetzen und ihn regelmäßig zu messen, um so die richtige Dosis Medikamente zu nehmen.

EIWEISSREICHE ERNÄHRUNG

In den westlichen Industrieländern leidet kaum jemand an einem Eiweißmangel, sondern im Gegenteil an einem »Zuviel« von tierischem Eiweiß durch den Konsum von Milchprodukten und Fleisch. Professor Lothar Wendt sprach in diesem Zusammenhang schon vor Jahrzehnten von »Eiweißmast« und Dr. Otto Bruker von der »Eiweißbombe im Quark«. Eine dauerhafte Überernährung insbesondere mit tierischem Eiweiß führt nämlich im Lauf der Jahre zu Ablagerungen in den Wänden der Blutgefäße, zur Arteriosklerose. Cholesterin ist als Hauptproblem bekannt. Was hinzukommt: Auch das Bindegewebe der Blutgefäßwände verdickt sich und erschwert so die Versorgung der Zellen mit Sauerstoff und Nährstoffen. Um die Versorgung und Entgiftung der Zellen dennoch zu gewährleisten, erhöht der Körper den Blutdruck.

Warum ist tierisches Eiweiß ein Problem, nicht aber Eiweiß aus pflanzlichen Quellen? Dr. Jacob führt hierfür folgende Hauptgründe an: Pflanzliche Proteine wie in Hülsenfrüchten und Nüssen kommen zusammen mit reichlich Kalium und liefern viel Arginin, eine besondere Aminosäure: Beide senken den Blutdruck. Tierisches Eiweiß kommt meist zusammen mit viel blutdruckerhöhendem Salz und enthält auch besonders viel Lysin. Diese Aminosäure braucht der Körper als Baustein für die Bildung von Kollagen und Fibrinogen. Aus Fibrinogen wird Fibrin gebildet, der Klebstoff für die Blutgerinnung. Unser Körper braucht Lysin aber nur in bestimmten Mengen. Zu viel Lysin in der Nahrung führt zu einer übermäßigen Kollagenbildung und die zu verdickten Blutgefäßwänden. Dadurch resultiert ein schlechterer Blutfluss.

In pflanzlichen Lebensmitteln ist Lysin nur begrenzt vorhanden. Veganer sollen daher möglichst täglich lysinreiche Hülsenfrüchte essen, um einem Lysinmangel frühzeitig vorzubeugen.

Unser Blut ist in der Lage, etwa 300 Gramm Feststoffe zu speichern. Dabei handelt es sich überwiegend um Eiweiße. Ist zu viel Eiweiß im

Blut, steigt der sogenannte Hämatokrit-Wert. Dieser gibt an, wie hoch der Anteil der Zellen – vor allem der roten Blutkörperchen – im Blut ist, die sich im flüssigen Teil des Blutes, dem Blutplasma, bewegen, und beschreibt damit die Fließfähigkeit des Blutes. Je höher der Hämatokrit-Wert, desto dickflüssiger ist das Blut.

Der Hämatokrit-Wert sollte laut Prof. Wendt bei Gesunden etwa 35 bis 42 Prozent betragen. Ist der Wert höher, wird das Blut zu dickflüssig. Die roten Blutkörperchen kleben dann aneinander, es kommt zu der gefürchteten Geldrollenbildung. Sie können sich dann nicht mehr optimal mit Sauerstoff beladen. Dadurch verschlechtern sich die Durchblutung der Gewebe und die Versorgung der Körperzellen mit Sauerstoff und Energie, und der Blutdruck steigt. Damit wächst das Risiko für Thrombosen, einen Herzinfarkt oder einen Schlaganfall.

Lebensstilverändernde Maßnahmen gegen Bluthochdruck

Sehr wichtig ist es, vorhandenes Übergewicht abzubauen und das Normalgewicht anzustreben. Bei einer gesunden Ernährung sollte der Fokus auf pflanzlichen Lebensmitteln wie Gemüse, Kräuter, Pilzen, Obst und Nüssen liegen. Sie liefern reichlich basenbildendes Kalium, Kalzium und Magnesium und nur wenig Salz. Im pflanzlichen Protein von Nüssen und Hülsenfrüchten findet sich besonders viel Kalium und die Aminosäure Arginin, aus dem der Körper den blutdrucksenkenden Stickstoff bilden kann. Wichtig ist es, morgens an den Ersatz von Flüssigkeit zu denken, weil der Körper nachts etwa einen halben Liter Wasser verliert. Dr. Jacobs Ernährungsplan, den Sie zusammengefasst auch in diesem Buch finden (→ Seite 119 ff.), und Rezeptbücher für eine salzarme, basenbetonte Küche wie beispielsweise die Broschüre »Simply Eat« – auch als Download[18] erhältlich – sind eine große Hilfe für eine Ernährung, die hohen Blutdruck sinken lässt. Unterstützt werden kann eine gesunde Ernährung mit kaliumreichen Basenmittel auf Citratbasis.

Der Kochsalzkonsum muss stark reduziert werden, weil Salz der Hauptlieferant von Natrium ist. Maximal fünf Gramm Salz sollten pro Tag verzehrt werden, das ist etwa die Hälfte des Durchschnittwertes in Deutschland. Um dieses Ziel zu erreichen, muss der Verzehr von verarbeiteten Lebensmitteln stark eingeschränkt oder ganz vermieden werden. Achten Sie auf den Salz- und Natriumgehalt in der Nährwerttabelle, die auf den Packungen abgedruckt ist.

Trinken Sie genügend zur richtigen Zeit. Die gefährlichste Zeit für Herzinfarkt, Schlaganfall und andere Herz-Kreislauf-Notfälle ist am Morgen kurz vor und nach dem Aufstehen. Durch Atmung und Schwitzen verliert der Körper nachts einen halben Liter Wasser. Dies verdickt das Blut und führt zu verringertem Blutfluss. Damit die Blutdruckversorgung aufrechterhalten werden kann, müssen Blutdruck und Herzschlag erhöht werden. In den ersten drei Stunden nach dem Aufstehen ist das Risiko für einen Herzinfarkt durchschnittlich verdoppelt, in der ersten Stunde im Vergleich zur Nacht sogar vervierfacht. Trinken Sie also abends vor dem Schlafen ein großes Glas Wasser und morgens einen halben Liter. Im Laufe des Tages sollten dann noch 1,5 Liter Wasser oder Kräutertee oder Chi-Tea dazukommen. Chi-Tea enthält Grüntee, aber 99 Prozent weniger schädliches Aluminium. Wenn Sie übersäuert sind, das sind die meisten Menschen, trinken Sie am besten morgens und abends einen Basentrunk auf Citratbasis aus einem Teelöffel Basenpulver, eingerührt in einen Viertelliter Wasser.

Auf Rauchen muss verzichtet werden. Regelmäßige Bewegung ist

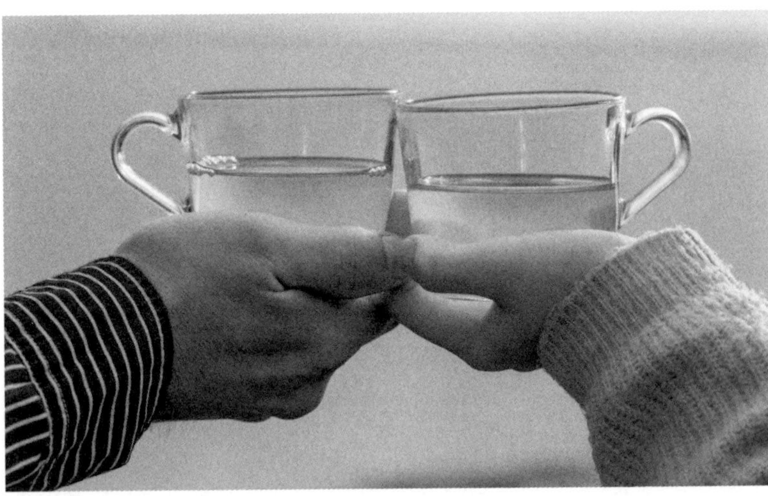

Entspannung und Ruhemomente im Alltag sind ein Muss, um gesund zu bleiben.

wichtig. Entscheidend ist vor Trainingsbeginn eine sportmedizinische Untersuchung ab einem Blutdruck von 160/100 mmHg und bei Risikofaktoren. Ideal sind 150 Minuten moderates Ausdauertraining die Woche und zwei Einheiten Krafttraining. Kraftsport sollte nur bei gut eingestelltem Ruheblutdruck ausgeübt werden. Auch sollte der Blutdruck während des Trainings gemessen, der Atem nicht angehalten werden – und mehrere Wiederholungen mit leichteren Gewichten sind wenigen Wiederholungen mit schweren Gewichten vorzuziehen.
Als Methode für Stressreduktion empfiehlt Dr. Jacob Entspannungs- und Erholungspausen im Alltag. Auch Meditation und weitere Entspannungsmethoden wie Reiki wirken als Stressmanagment-Methoden einem hohen Blutdruck entgegen. Magnesium und Melisse lindern Stresssymptome.
Adaptogene wie Ashwagandha, Artemisia, Rhadiola und Reishi-Pilze helfen, mit Stress besser umzugehen. Ein Adaptogen gleicht alle Körperfunktionen aus und ist daher eine hervorragende Stressprophylaxe. Für einen erholsamen Nachtschlaf sind dunkle Schlafräume wichtig, um die ausreichende Melatonin-Bildung abzusichern. Eine ausreichende Schlafdauer von mindestens acht Stunden ist sinnvoll für alle, die einen zu hohen Blutdruck senken wollen.

Übergewicht, Diabetes und metabolisches Syndrom – die neuen Epidemien

Adipositas, das metabolische Syndrom und Diabetes mellitus Typ 2 werden zu immer größeren Herausforderungen für unser Gesundheitssystem. Unsere Ernährung, so Dr. Jacob, ist entscheidend für die Energiegewinnung in der Zelle und damit für die Entstehung von Stoffwechselerkrankungen.

Zunahme von gefährlichem Bauch- und Leberfett

Für die starke Zunahme von Bauch- und Leberfett sind vor allem gesättigte Fettsäuren aus tierischen Lebensmitteln in Kombination mit Zuckern und tierischem Eiweiß verantwortlich, die eine besonders hohe Insulinausschüttung hervorrufen. Zum »Das Dickmacher-Trio« gehören also nach Dr. Jacob »Zucker/Weißmehl, Fleisch- und Milchprodukte«. Am negativsten wirken sie, wenn sie zusammen verzehrt werden. Dies entspricht unserer typischen Zivilisationskost. »Mit viel Salz wird das Trio leicht zum tödlichen Quartett.« Wer häufig etwas isst – auch Naschereien, Milchkaffee mit Zucker und Softgetränke sind Mahlzeiten – gönnt dem Stoffwechsel keine Ruhepause. Wer eine hohe und häufige Insulinausschüttung provoziert, riskiert, dass der Körper immer weniger auf die Insulinausschüttung reagiert und resistent gegenüber der Wirkung von Insulin wird. Die Bauchspeicheldrüse muss hierdurch die Insulinausschüttung ständig steigern, um denselben Effekt zu erreichen. Zur Insulinresistenz trägt insbesondere auch eine Zunahme des Bauch- und Leberfetts bei.

Durch die westliche Ernährungsweise wird der Grundstein gelegt für Adipositas, wobei besonders das Bauchfett gefährlich ist, weil es wie eine Drüse Entzündungsstoffe freisetzt. Bauchfettbildung ist Teil des metabolischen Syndroms, was zur Ausbildung eines Diabetes Typ 2 beiträgt. Die nicht-alkoholische Fettleber ist bedingt durch Funktionsstörungen der Mitochondrien, der Kraftwerke in den Zellen, die durch eine fettreiche Kost in Kombination mit Bewegungsmangel ausgelöst werden. Isolierte Fruktose wie Fruktose-Glukose-Sirup oder Saccharose in Softgetränken stimuliert die Fettbildung in der Leber. Besonders die hohe Zufuhr an gesättigten Fettsäuren aus Tierprodukten im Verbund mit Bewegungsmangel fördert Leberverfettung und Insulinresistenz. Mit einer Nuss-Nougat-Creme auf der Basis von Palmfett und Zucker kann man auch sehr effektiv die gleichen Probleme schaffen.

Die Funktionsstörungen in den Mitochondrien verursachen oxidativen Stress und in Endothelzellen als Hauptursache Arteriosklerose sowie in allen Körperzellen krankhafte Veränderungen zum Beispiel an der DNA bis hin zu Karzinombildungen. Der Energiemangel auf Zellebene führt zur Steigerung der Nahrungsaufnahme als Kompensation, was die Bildung einer Fettleber weiter fördert. Nimmt Übergewicht und Bauchfett zu, steigt der Spiegel der freien Fettsäuren im Blut an und bereitet den Boden für chronische Entzündungen.

Volkskrankheit Diabetes

Vor etlichen Jahren habe ich unter Leitung der »Berliner Schule für Heilkunde« einen Heilpraktikerkurs mitgemacht.

Als wir das sehr wichtige Thema »Diabetes« durchnahmen, war ich geschockt darüber, dass diese Krankheit alle Organsysteme betrifft, von den Augen bis zum Herz, und sogar die Intelligenz reduziert. Was wäre, wenn wir es in der Hand hätten, ob wir den erworbenen Typ-2- Diabetes bekommen?

Das Diabetes-Zentrum (DDZ) in Düsseldorf geht davon aus, dass mindestens 9,2 Prozent der Bevölkerung in Deutschland an Typ-2-Diabetes erkrankt sind und die Zahl der Erkrankten in den kommenden zwei Jahrzehnten deutlich ansteigen wird. Wissenschaftler vom DDZ und Robert Koch-Institut (RKI) in Berlin sagen voraus, dass in zwanzig Jahren bis zu zwölf Millionen Menschen in Deutschland an Typ-2-Diabetes erkrankt sein könnten. Dies entspräche einem Anstieg um bis zu 77 Prozent im Zeitraum 2015 bis 2040. Die künftige Fallzahl hängt davon ab, wie viele Menschen in den nächsten Jahrzehnten neu an Diabetes erkranken werden. Diese Zahl lässt sich durch Präventions- und Schulungsmaßnahmen positiv beeinflussen.[19]

Von den etwa 6,5 Millionen Menschen in Deutschland, die an Diabetes mellitus leiden, sind mehr als 95 Prozent an einem Typ-2-Diabetes erkrankt. Jedes Jahr erhalten etwa 500.000 gesetzlich Krankenversicherte in Deutschland neu die Diagnose Diabetes Typ 2. »In Deutschland wird von einer Dunkelziffer von etwa zwei Millionen ausgegangen.«[20]

Je jünger Typ-2-Diabetiker zum Zeitpunkt der Diagnose sind, umso schlechter sieht es aus für ihr Herz-Kreislauf-System. Wer die Erstdiagnose schon vor dem 40. Lebensjahr erhielt, wies das höchste Risiko für die Gesamtsterblichkeit – 2,05 (also mehr als doppelt so hoch wie bei Menschen ohne Diabetes) – auf, und die Sterblichkeit wegen Herzkrankheiten war bis zu 4,33 – bei jungen Frauen – erhöht.

Naturvölker wie die Yanomami-Indianer im Amazonas haben weder erhöhte Blutdruckwerte noch Diabetes. Dasselbe gilt für die traditionell lebenden Einwohner Okinawas. Diabetes ist also kein Schicksal, das einfach über einen hereinbricht. Auch bei einer genetischen Disposition ist die Lebensführung entscheidend. Der glykämische Index oder GI beschreibt die Blutzuckerwirkung von 100 Gramm Kohlenhydraten aus einem bestimmten Lebensmittel. Hierbei wird aber nicht der viel wesentlichere Kohlenhydratgehalt des jeweiligen Lebensmittels berücksichtigt, wie Dr. Jacob moniert. So haben Weißbrot und gekochte Möhren den gleich GI, doch die Aufnahme von 104 Gramm Baguettebrot führt zum selben Blutzuckeranstieg wie die Aufnahme von 800 Gramm gekochten Möhren. Die glykämische Last hingegen ist viel aussagekräftiger, weil sie auch den Kohlenhydratgehalt von Lebensmitteln berücksichtigt und daher ein guter Indikator für die Blutzuckerreaktion auf eine Lebensmittelportion darstellt. GI und GL werden nach Dr. Jacob von den Medien überbewertet: »Wichtiger ist die Insulinreaktion der Lebensmittel. Der Insulin-Index beschreibt die Auswirkung verschiedener Lebensmittel auf den Insulinspiegel und berücksichtigt damit auch die Wirkung von Proteinen. Wer die jeweils gleiche Kalorienmenge Fisch (FII 43) oder Steak (FII 37) verzehrt, hat eine 45 Prozent bzw. 27 Prozent höhere Insulinausschüttung als bei Pasta al dente (FII 29). Wer nun aber die gleiche Kalorienmenge Tofu aß, hatte reichlich Protein, aber eine sehr niedrige Insulinausschüttung (FII 21).«

Kohlenhydrate sind wichtig als Brennstoff für unsere Zellen und für die Hirnfunktionen. Komplexe, »langsame« Kohlenhydrate verbrennen langsam, sauber und rückstandslos. Schnell verfügbare Kohlenhydrate verbrennen hingegen als Stichflamme und können den Stoffwechsel aus dem Gleichgewicht bringen.

Die Gefahr, einen erworbenen Diabetes zu entwickeln, wird in Zusammenhang mit Zucker und schnell flutenden Kohlenhydraten wie Weißmehlprodukten gebracht. Was die meisten nicht wissen: Tierische Produkte fördern die Insulinresistenz, einen erhöhten Insulinspiegel und damit das Risiko für Diabetes Typ 2!

Tierische Lebensmittel wie Fleischerzeugnisse und Milch und Milchprodukte enthalten viele verzweigtkettige Aminosäuren und gesättigte Fettsäuren, so Dr. Jacob, welche die Insulinresistenz fördern. Das heißt, die Körperzellen reagieren weniger auf das Hormon Insulin, und dadurch setzt die Bauchspeicheldrüse immer mehr davon frei. Zunächst führt dieser Prozess zur Insulinresistenz und schließlich sehr häufig zu einem Diabetes. Sind schnelle Kohlenhydrate oder Produkte vom Tier die Hauptschuldigen für Insulinresistenz, chronisch erhöhten Insulinspiegel und schließlich Diabetes mellitus Typ 2?

In einer Untersuchung der Harvard Universität, die mehr als 400.000 Teilnehmer umfasste, erhöhten Fleischerzeugnisse das Diabetesrisiko am stärksten. Selbst unter Berücksichtigung bekannter Risikofaktoren führte der tägliche Verzehr von nur 100 Gramm rotem Fleisch zu einem um 19 Prozent erhöhten Risiko. Verarbeitetes Fleisch wirkte sich noch negativer aus. Nur 50 Gramm verarbeitetes Fleisch – wie Burger, Schinken oder Wurst – reichten, um das Risiko für Diabetes um 51 Prozent zu erhöhen. Wer verarbeitetes Fleisch durch Nüsse ersetzte, senkte sein Diabetesrisiko um 32 Prozent, wer es durch Vollkornprodukte ersetzte, sogar um 35 Prozent. Die Ballaststoffe in diesen beiden Lebensmittelgruppen gleichen den Blutzuckerspiegel aus. Wer viel tierisches Protein zu sich nahm, erhöhte sein Diabetes-Risiko um 118 Prozent. Lebensmittel mit hoher glykämischer Last, wie schnell flutende Kohlenhydrate, führten nur zu einer mäßigen Risikoerhöhung bis zu

27 Prozent. Ballaststoffe konnten das Risiko um acht Prozent senken. Es verwundert nicht, so Dr. Jacob, dass im Vergleich zu den reinen Pflanzenköstlern unter der religiösen Gruppe der Adventisten diejenigen, die Fleisch verzehren, ein viermal so hohes Diabetes-Risiko besitzen.

Tierische Lebensmittel stellen die Hauptquelle von gesättigten Fettsäuren dar. Durch den üblichen hohen Fettverzehr in Kombination mit verbreitetem Bewegungsmangel wird überschüssiges Fett eingelagert, und zwar auch in den Leberzellen. Gesättigte Fettsäuren erhöhen nicht nur den Cholesterinspiegel, sondern auch das Diabetes-Risiko.

Eine stark säurebildende westliche Ernährungsweise begünstigt eine Azidose, wobei Übergewicht und Alterung diesen Prozess verstärken. Eine leichte metabolische Azidose fördert die Entwicklung von Insulinresistenz, metabolischem Syndrom und Diabetes mellitus Typ 2. Ein erhöhter Gemüse- und Obstverzehr würde das Diabetes-Risiko verringern. Stoffwechselzustände, die eine metabolische Azidose auslösen, begünstigen auch eine Insulinresistenz.

Diabetiker leiden häufig an einer metabolischen Azidose, weil viele Diabetiker einen deutlich erhöhten Konsum an tierischem Protein haben. Patienten mit Diabetes mellitus Typ 2 weisen oft erhöhte Nüchternwerte an Ketosäuren auf, weil Insulin seine hemmende Wirkung auf die Wirkung dieser Säuren nicht mehr ausreichend ausüben kann, wenn der Diabetiker schlecht eingestellt ist. Ketonkörper verstärken eine metabolische Azidose. Indem der azidotische Zustand eines Patienten ausgeglichen wird, kann die Insulinsensitivität wieder gesteigert werden.

Viele Diabetiker haben Nierenprobleme. Wenn die Niere die täglich anfallenden Säuren nicht mehr ausscheiden kann, versucht sie, der erhöhten Säurelast durch eine Erweiterung der Nierengefäße und damit Steigerung der Durchblutung und durch eine Steigerung der glomerulären Filtrationsrate (GFR) Herr zu werden. Durch erhöhte Proteinaufnahme kann beides gesteigert werden. Pflanzliches Protein führt hingegen weder zu einer Erweiterung der renalen Gefäße (renal = die Nieren betreffend) noch zu einer Erhöhung der glomerulären Filtrationsrate. Ein zu hoher Blutzuckerspiegel und Blutdruck können die Filter in den Nieren schädigen. Auf die Dauer erschöpft diese Höchstleistung die Nieren, reduziert ihre Leistung und führt zu einer Niereninsuffizienz und später vielleicht auch zu einem Nierenversagen.

Dr. Jacob erklärt: »Können die Nieren die Säurelast nicht mehr neutralisieren, bilden die Nieren notfalls die starke Base Ammoniak aus Eiweiß. Ammoniak agiert als Notpuffer für die zu hohe Säurelast. Doch Ammoniak ist sehr giftig und schädigt die Nieren auf Dauer stark. Daher ist dauerhaft basischer Urin bei üblicher Ernährungsweise nicht ein Zeichen von Gesundheit, sondern erhöhter Ammoniak-Ausscheidung, dem gefährlichsten Schritt der Nierenschädigung. Der Mechanismus erklärt, warum auch immer mehr Nicht-Diabetiker eine Niereninsuffizienz entwickeln. Chronische Nierenerkrankungen, die Mitte des letzten Jahrhunderts noch kaum auftraten, gehören inzwischen zu den Haupttodesursachen.«

Das metabolische Syndrom – die Vorstufe von Diabetes

Von »metabolischem Syndrom« wird laut der »International Diabetes Federation«,[21] der internationalen Diabetes-Vereinigung, gesprochen, wenn mindestens zwei dieser fünf Kriterien erfüllt sind:

1. Bauchbetontes Übergewicht. Bei Männern ist der Taillenumfang größer als 94 Zentimeter, bei Frauen größer als 80 Zentimeter.
2. Es liegt ein erhöhter Blutdruck von mindestens 130/85 mmHg vor.
3. Der Nüchternblutzucker ist erhöht und beträgt mehr als 100 Milligramm pro Deziliter.
4. Die Triglyzerid-Werte sind erhöht und betragen mindestens 150 Milligramm pro Deziliter.
5. Der »gute« Cholesterinwert, das HDL-Cholesterin, ist erniedrigt und beträgt weniger als 40 Milligramm pro Deziliter bei Männern und weniger als 50 Milligramm pro Deziliter bei Frauen.

Das metabolische Syndrom macht bei den Betroffenen meist keine großen Beschwerden. Die gesundheitlichen Gefahren, die damit einhergehen, dürfen jedoch keineswegs unterschätzt werden. Die Erkrankungen, die damit verbunden sind, verstärken sich gegenseitig. Zu den Spätfolgen des metabolischen Syndroms zählen unter anderem Diabetes mellitus Typ 2, Arthrose in Knie- und Hüftgelenken, Herz-

Kreislauf-Erkrankungen und Herzinfarkt, Schlaganfall und Demenz sowie Krebserkrankungen.

Dauerstress erhöht den Cortisol- und Aldosteronspiegel und trägt damit zur Entwicklung eines metabolischen Syndroms mit einer Erhöhung der Blutzuckerwerte und schließlich Diabetes Typ 2 bei. Insulin spielt bei der Entwicklung des metabolischen Syndroms eine Schlüsselrolle. Über die Aktivierung des Sympathikus steigen Blutdruck und Herzfrequenz, und zusammen mit einer hohen Fettzufuhr wird die Bildung von gefäßschädigendem Cholesterin und krebsfördernder Östrogene gefördert. Systemische Erkrankungen wie Adipositas, Diabetes mellitus oder das metabolische Syndrom sind nicht nur als Risikofaktoren zu betrachten für Herz-Kreislauf-Erkrankungen, sondern auch als Krebsrisikofaktoren.

Als Ursachen für die Ausbildung des metabolischen Syndroms gelten erhöhte Stresshormonspiegel, ein dysbiotisches – aus dem Gleichgewicht geratenes – Dickdarmmilieu, oxidativer Stress, eine latente metabolische Azidose, rotes und verarbeitetes Fleisch, Milchprodukte und insgesamt eine zu tierproteinreiche Ernährung, eine zu hohe Energieaufnahme, ein hoher Fettverzehr mit zu vielen gesättigten Fettsäuren und Transfettsäuren, eine hohe Cholesterinzufuhr, zu viel Salz bzw. Natriumchlorid sowie ein Cholin- und Magnesiummangel. Entsprechend sieht die Prävention oder Behandlung aus. Übergewicht muss abgebaut, die Kalorienaufnahme reduziert, maximal drei größere Mahlzeiten am Tag verzehrt werden. Gut wären eine fettarme pflanzliche Ernährung mit viel Rohkost, viel Gemüse und Obst, Pilze, Vollkorn- statt Weißmehlprodukte, komplexe Kohlenhydrate, Hülsenfrüchte, Nüsse und überhaupt viele Ballaststoffe, Antioxidantien aus Gemüse und Obst, ausreichend Kalium, Kalzium, Magnesium und Cholin über eine pflanzliche Ernährung.

Diabetes, der Ausbildung einer Fettleber, Adipositas und der Entstehung eines metabolischen Syndroms kann man vorbeugen durch eine fettarme, vollwertige, vitalstoffdichte und kalorienarme pflanzenbasierte Ernährung, viel Trinken und Bewegung, die Praxis von Atemübungen und Entspannungsmethoden.

Krebs – die häufig vermeidbare Geißel der Menschheit

Im Jahr 2014 – neuere Zahlen liegen nicht vor – erkrankten laut Robert Koch-Institut fast eine halbe Million Menschen in Deutschland an Krebs: 476.216. Bei Männern ist Prostatakrebs die häufigste Krebserkrankung, gefolgt von Lungen- und Darmkrebs. Bei Frauen ist Brustkrebs die häufigste Krebserkrankung, gefolgt von Darm- und Lungenkrebs. Nach dem Stand bis zum Diagnosejahr 2014 erkranken 50 Prozent der Männer und 44 Prozent der Frauen im Laufe des Lebens an Krebs. Etwa jeder vierte Mann und jede fünfte Frau verstirbt an einer Krebserkrankung.[22]

Die Weltgesundheitsorganisation WHO geht davon aus, dass sich weltweit mehr als 30 Prozent aller Krebsfälle durch Vorbeugung verhindern ließen. Zu den Risikofaktoren zählen Rauchen, Übergewicht, Bewegungsmangel und eine unausgewogene – ich würde sagen säurelastige – Ernährung. Alkohol ist ein Risikofaktor für mehrere Tumorarten. Eine Ernährung mit wenig Gemüse, Obst und Ballaststoffen und einem gleichzeitig hohen Anteil von rotem und verarbeitetem Fleisch erhöht ebenfalls das Risiko einer Krebserkrankung.

Krebsursache Übersäuerung

Übersäuerung wirkt ursächlich und fördernd für die Entwicklung des Krebsgeschehens. Es ist in der Öffentlichkeit noch viel zu wenig bekannt, wie die latente Azidose und Krebs zusammenwirken und sich gegenseitig stimulieren. Das heißt, dass Übersäuerung die Entstehung von Krebs begünstigt und Krebs zur Übersäuerung beiträgt.

Ist das Bindegewebe übersäuert, verliert die Zelle ihre Spannung, man spricht von Depolarisierung des Membranpotenzials. Durch die Übersäuerung werden ständig mehr basische Kalium-Ionen gegen saure Protonen getauscht. Hierdurch kommt es zu einer Ansammlung von Natrium in der Zelle. Ein saures Milieu schwächt normale gesunde Zellen und fördert aggressive Krebszellen. Bei vielen Krebszellen wird eine Veränderung des Glukose- oder Zucker-Stoffwechsels beobachtet. Die Zelle wechselt zur Milchsäuregärung, indem die Zelle eine Art Notfallprogramm einschaltet und ihre Energie durch die Milchsäuregärung gewinnt, und es kommt zur anschließenden Ausscheidung von Milchsäure. Die Milchsäure übersäuert den Zellzwischenraum. Bei normalen Zellen wird das Endprodukt aus der Glykolyse in den Mitochondrien verbrannt.

Milchsäuregärung wird von der Krebszelle auch verwendet zur Energiegewinnung, wenn genug Sauerstoff vorliegt. Daher haben Krebszellen einen erhöhten Glukosebedarf. Dadurch und aufgrund der mangelnden Durchblutung entwickeln Zellen von bösartigen Geschwulsten oder Tumoren eine Übersäuerung des Zellzwischenraums oder der extrazellulären Matrix. Gleichzeitig wird das Gewebe schlechter durchblutet. Das Ausmaß der Milchsäureproduktion steht in direktem Zusammenhang mit der Bösartigkeit eines Tumors, mit der Widerstandsfähigkeit des Tumors gegenüber Radio- oder Chemotherapie und mit einer schlechten Prognose.[23] Daher stellt die Ausleitung der Milchsäure, die für den Tumor einen Schutzfaktor vor der Immunabwehr sowie Radio- und Chemotherapie darstellt und eine Ausbreitung fördert, einen zentralen Bestandteil der Krebstherapie dar.

Die folgende Übersicht zeigt, dass die extrazelluläre Übersäuerung zum Krebsfortschritt beiträgt. Die für die normale Zelle zunehmend feindlichen Lebensbedingungen fördern die Krebsentwicklung. Je höher die extrazelluläre Gewebeübersäuerung im Zellzwischenraum, desto mehr werden bestimmte Krebssignalwege nach oben reguliert und die Natrium-Kalium-Pumpe gehemmt. Den Krebszellen geht es gut: Sie verlieren Kalium und reichern Natrium an, sodass ihr Membranpotenzial schwach wird, was die unkontrollierte Zellteilung anregt. Dagegen übersäuert der Zellzwischenraum, schädigt die gesunden Zellen und erlaubt den Krebszellen die Ausbreitung.

Ein saures umgebendes Milieu verbessert nicht nur die Lebensbedingungen einer Krebszelle, sondern fördert auch die Metastasierung. Die meisten Krebspatienten sterben nicht am Primärtumor, sondern an

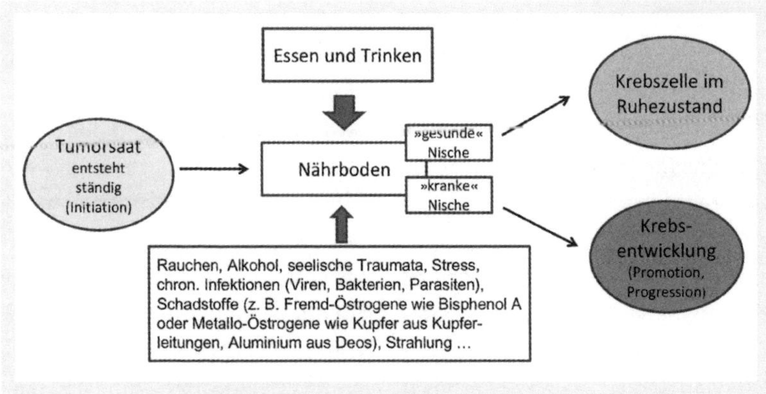

Krebsentwicklung

der Metastasenbildung. Der Primärtumor setzt Metastasen, das heißt, er bildet Ableger. In einem Tumormodell wurde das Maß der Übersäuerung als der entscheidende Schritt vom lokalisierten – das heißt örtlich begrenzten – Tumor zur aggressiven Invasion ermittelt.

Im Laufe der Krebsentwicklung entwickeln Tumorzellen eine Resistenz gegenüber der Giftigkeit von Säuren. Auf diese Art und Weise können sie im sauren Milieu überleben und sich teilen. »Da sich Krebszellen dem sauren und sauerstoffarmen Milieu angepasst haben, können sie dort besser überleben als normale Zellen, die sterben, wenn sie diesen Bedingungen über einen längeren Zeitraum ausgesetzt sind«, heißt es bei Dr. Jacob. Auf diese Weise wird sowohl die Entwicklung als auch die Fähigkeit, Metastasen zu setzen, durch ein saures und sauerstoffarmes Milieu gefördert.

Was passiert mit dem normalen Gewebe, das sich um den Tumor herum befindet? Durch das ständige Einwirken eines sauren Milieus wird dieses mit der Zeit zerstört. Zum einen geschieht dies dadurch, dass der Protonen-Konzentrationsunterschied über der Zellmembran zusammenbricht und die Zelle auf das Selbstmordprogramm oder Apoptose umschaltet, weil sie keine Überlebenschance mehr hat. Zum anderen werden in einem sauren Milieu proteinabbauende Enzyme oder Biokatalysatoren freigesetzt, welche die extrazelluläre Matrix der Zelle zerstören. Als Drittes fördert die extrazelluläre Azidose die Angiogenese, das heißt die Bildung eigener Blutgefäße der Krebszelle, welche diese befähigt, sich häufig zu teilen. Viertens schützt eine Übersäuerung des Zellzwischenraums die Krebszellen vor dem Immunsystem.[24]

Es überrascht daher nicht, dass in einer Studie gezeigt werden konnte, dass Melanomzellen – Melanom ist der gefährliche schwarze Hautkrebs – in einem sauren Milieu hochinvasive Tumorzellen bilden, während in einem Tierversuch mit Mäusen festgestellt wurde, dass die Metastasenbildung durch eine Alkalisierung oder Erhöhung des pH-Wertes der extrazellulären Matrix bei metastasierendem Brustkrebs deutlich verringert werden konnte.[25] In einem sauren Milieu produziert der Körper vermehrt entzündungsfördernde Substanzen, was nicht nur zu einem beschleunigten Knochenabbau beiträgt, sondern insgesamt ein entzündungsförderndes, tumorfreundliches Milieu schafft.

Der Zustand der extrazellulären Matrix reguliert die Feldbedingungen, Entzündungsprozesse und das Abwehrsystem der Zelle, das für die Erkennung und die Zerstörung von Tumorzellen verantwortlich ist. Gleichzeitig dient die extrazelluläre Matrix, wie schon gezeigt, als Sammelbecken überschüssiger Säure, die während der physiologischen Basenflut, welche nach einer Mahlzeit auftritt, abtransportiert wird. Die extrazelluläre Matrix reguliert also genau die Faktoren, welche für die Tumorentstehung und -entwicklung maßgeblich sind. Wenn die Pufferkapazität der Grundsubstanz durch freie Radikale, Säuren, Fette und Zucker überschritten wird, kann diese nicht mehr als physiologisches »Zwischenlager« bis zur nächsten Basenflut dienen, sondern mutiert zur stetig wachsenden »Mülldeponie«.

Als Gegenmaßnahmen empfiehlt Dr. Jacob die Wiederherstellung des Säure-Basen-Gleichgewichts, die Entlastung der Leber und Bewegungstraining. Auch die Ganzkörper-Hyperthermie oder Überwärmung wirkt nicht nur direkt auf den Tumor ein, sondern dient auch zur Milieubereinigung. Durch Sport können wir auch selbst eine Hyperthermie herstellen, wenn wir dabei so richtig ins Schwitzen kommen.

Maßnahmen zur Entsäuerung bei Krebs

Es gilt, die hohe extrazelluläre Säurelast auszugleichen, die von den Tumorzellen selbst erzeugt wird, indem sie Milchsäure in den Zellzwischenbereich pumpen. Dies begünstigt die Metastasenbildung und schützt den Tumor, wie schon beschrieben, vor dem körpereigenen Immunsystem und vor der Wirkung von Strahlen- und Chemotherapie. Innerhalb der Zelle darf es aber nicht zu einer Alkalisierung, also einer Erhöhung des pH-Wertes kommen, weil dies das Tumorwachstum fördern würde. Basenpulver auf der Basis von Natrium und hoch dosiertem Kalzium sind kontraproduktiv.

Dr. Jacob empfiehlt daher eine physiologische Entsäuerung auf dem Weg, wie es der menschliche Organismus seit Urzeiten gewöhnt ist. Nämlich durch reichlich pflanzliche Rohkost, die organische Basensalze wie Citrate und Laktate enthält mit Kalium, Magnesium und Kalzium als Kationen, das sind positiv geladene Ionen. Hat der Krebskranke keine Nierenprobleme, sollte Kalium in ausreichend hoher Dosierung von mindestens 4,7 Gramm pro Tag laut offizieller US-Empfehlung aufgenommen werden. Nimmt der Patient Medikamente, welche den Kaliumhaushalt stören, muss dies mit dem Arzt abgesprochen werden. Das Verhältnis von Kalzium zu Magnesium sollte nicht höher sein als 3 : 2, wie es in Gemüse, Kräutern und Obst vorliegt. So kann die Knochendichte erhalten werden, ohne dass es zu einer Kalziumüberladung kommt. Insgesamt sollte etwa ein Gramm Kalzium pro Tag aufgenommen werden. Über Nahrungsergänzungsmittel sollten nie mehr als 500 Milligramm auf einmal zugeführt werden. Dr. Jacob empfiehlt eine milchproduktfreie Ernährung im Rahmen einer Krebserkrankung: »Eine Ernährung, die viel tierisches Protein und Salz enthält, greift die Knochen an und sollte gemieden werden.« Wer Rohkost nicht verträgt, kann das Gemüse, wie in der asiatischen Küche üblich, kurz anbraten oder leicht dünsten, um Vitalstoffe zu schonen und das Essen verträglicher zu machen.

Als komplementäre Krebstherapie ist die Kombination von rechtsdrehender Milchsäure mit Citraten ratsam. Sowohl rechtsdrehende Milchsäure als auch Ballaststoffe werden im Dickdarm von Bakterien zu Butyrat oder Buttersäure fermentiert, eine kurzkettige Fettsäure, welche zu einem gesunden, leicht sauren Dickdarmmilieu führt. Buttersäure ist ein Nährstoff für die Darmschleimhaut, stärkt das Immunsystem und wirkt außerdem als Krebshemmstoff. Ist das Dickdarmmilieu leicht sauer, wird das gasförmige Ammoniak, das den Energiestoffwechsel in der Leber massiv belastet, als Ammoniumsalz mit dem Stuhl ausgeschieden. Die Leber als zentrales Organ des

Energie- und Säure-Basen-Haushalts wird so entlastet. Ein erhöhter pH-Wert im Dickdarm erhöht das Risiko für Dickdarmkrebs, weil dadurch die Umwandlung von Gallensäuren in krebsfördernde, sogenannte sekundäre Gallensäuren gefördert wird. Insgesamt fördern also rechtsdrehende Milchsäure und präbiotische Ballaststoffe eine gesunde Darmflora, säuern den Dickdarm durch die Bildung anti-entzündlicher kurzkettiger Fettsäuren wie Butyrat leicht an, fördern so die Ammoniak-Ausscheidung und entlasten den Leberstoffwechsel.

Bekanntlich reduziert Sport sehr nachhaltig das Krebsrisiko und die Rezidivrate, also das Risiko, dass der Krebs wiederkommt. Körperliche Bewegung wirkt direkt auf Tumorzellen. Eine permanente Azidose fördert das Tumorwachstum, während aber eine vorübergehende Azidose durch Sport die bösartige Entartung eines Geschwulstes verlangsamt. Sport fördert die Zellatmung. Intensive Belastungen gehen mit vertiefter Atmung einher. Dadurch wird vermehrt Sauerstoff eingeatmet und auch verstärkt Kohlensäure abgeatmet, um einem weiteren Absinken des pH-Wertes vorzubeugen. Auf diese Weise sorgt Bewegung für eine Basenflut im Gewebe und entsäuert sehr effektiv die extrazelluläre Matrix, erhöht die Körpertemperatur, fördert die Durchblutung und damit den Stoffaustausch und die Ausleitung der Säuren aus der extrazellulären Matrix. Regelmäßige körperliche Bewegung erhöht die Funktion und die Anzahl der Mitochondrien, das sind die kleinen Kraftwerke in den Zellen. Hochleistungssport kann hingegen die Pufferreserven überlasten und darüber eine ungünstige chronische Azidose fördern.

Ein hoher Salzkonsum sollte eingeschränkt werden. Natriumchlorid wird im Körper sauer verstoffwechselt. Außerdem erhöht der Konsum von gesalzenen und/oder geräucherten Lebensmitteln das Magenkrebsrisiko. Eine zu hohe Salzkonzentration schädigt die Magenschleimhaut und erhöht das Risiko für Infektionen zum Beispiel durch *Helicobacter pylori* sowie für chronische Magenentzündungen und auch über die Veränderungen in der DNA wahrscheinlich das Magenkrebsrisiko.

Tierisches Protein dient Krebszellen als Brenn- und Baustoff. Krebszellen wachsen im Labor bevorzugt in Rinder- oder Kälberserum. Insbesondere die Aminosäure Glutamin, welche die Hauptaminosäure in fast allen Proteinen ist, wird Krebszellkulturen zu Wachstumszwecken zugeführt und spielt eine besondere Rolle im Stoffwechsel vieler Krebszelllinien, die ohne Glutamin nicht überlebensfähig wären. »Eine hohe Zufuhr an tierischem Protein erhöht insbesondere die Produktion von insulinähnlichen Wachstumsfaktoren, die das Krebswachstum stark fördern«, so Dr. Jacob. Auch zu viele tierische Fette wirken ungünstig bei einer Krebserkrankung, weil das Fett die Krebszelle nährt. Krebszellen haben einen gesteigerten Fettstoffwechsel. Sie brauchen Fett so sehr, dass sie es verstärkt selbst produzieren. Eine fettreiche, kohlenhydratarm ketogene Diät gegen Krebs – die oft auch noch falsch mit viel Protein durchgeführt wird – schadet auf Dauer mehr als sie nutzt. Intervallfasten bei Chemotherapie dagegen ist nicht nur wirkungsvoll, sondern lindert auch die Nebenwirkungen.

Tomatenprodukte und weitere lykopinhaltige Lebensmittel schützen vor Prostatakrebs. Andere carotinoidhaltige Lebensmittel – »bunte Lebensmittel« – können gegen Lungen-, Mund- und Rachenkrebs schützen. Polyphenole wie Kaffee- oder Ellagsäure können das Selbstmordprogramm einer Krebszelle anschalten. Günstig wirken die antientzündlichen Polyphenole vom Granatapfel. In klinischen Studien mit Prostatakrebspatienten konnten Granatapfel-Polyphenole eine deutliche Verlangsamung des Krankheitsverlaufs bewirken. Die Verwendung von Granatapfel-Polyphenolen ist auch im Rahmen einer Brustkrebsprävention und -therapie ein geeigneter Ansatz. Sulforaphan aus Brokkolisamen und Sprossen hat eine krebshemmende Wirkung, wie auch das Polyphenol Quercetin.

Wenn bei Ihnen Krebs diagnostiziert wurde, achten Sie auf eine gesunde Ernährung mit dem Schwerpunkt auf vollwertigen pflanzlichen Produkten wie Gemüse, Hülsenfrüchte, Kräuter und Pilze, reduzieren Sie die Aufnahme von tierischen Produkten, essen Sie ballaststoffreich, wählen Sie Essen mit niedriger Kalorien- und hoher Nährstoffdichte, streben Sie ein gesundes Gewicht an, essen Sie täglich Vollkorngetreide und Hülsenfrüchte, und bewegen Sie sich regelmäßig. Alle diese Maßnahmen entziehen dem Krebsgeschehen den sauren Boden, auf dem der Krebs wachsen und gedeihen kann.

Alzheimer und Demenz – das Vergessen verhindern

Laut der Deutschen Alzheimer-Gesellschaft gab es in Deutschland im Jahr 2010 rund 1,4 Millionen Menschen, die an Demenz erkrankt waren, zwei Drittel davon an Alzheimer. Laut Barmer GEK Pflegereport 2010 müssen fast jede zweite Frau und jeder dritte Mann damit rechnen, dement zu werden. Nach den Berechnungen der WHO aus dem Jahr 2012 wird sich die Anzahl der Betroffenen im Zeitraum zwischen 2010 und 2050 weltweit verdreifachen, auf 152 Millionen Menschen. Diese Zahlen sind erschreckend. Auch angesichts unserer demografischen Entwicklung wird unser Pflegesystem dadurch bis an seine Grenzen kommen. Die gesellschaftlichen und menschlichen Belastungen sind enorm.

Im Artikel »Demenz – das sind die Warnsignale« aus dem »Hamburger Abendblatt« vom 31. März 2019 wird Professor Dr. Sasha Marrakchi, leitender Neuropsychologe an der Asklepios Klinik Barmbek, zitiert: »Die Ursache der Erkrankung

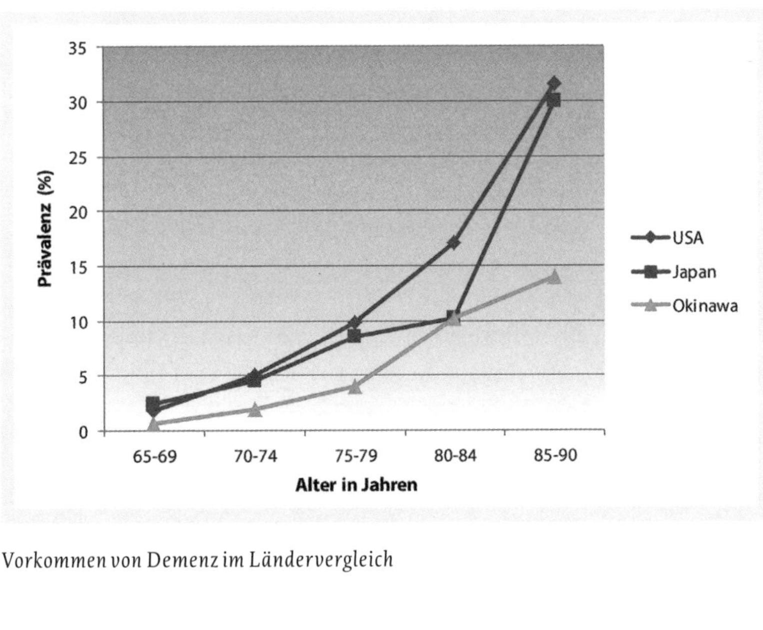

Vorkommen von Demenz im Ländervergleich

ist leider nicht final geklärt. Eine Erbkrankheit ist es nicht, das weiß man immerhin.« Und weiter: »Es ist unbefriedigend, aber eine Garantie, nicht an Demenz zu erkranken, gibt es leider nicht.« Die Ursache für eine rasante Zunahme an Demenzerkrankungen sieht Professor Marrakchi darin, dass immer mehr Menschen immer älter werden, also im demografischen Wandel. Heilbar ist Demenz bis heute nicht. »Wir warten seit Jahren auf einen Durchbruch in der Forschung«, so Marrakchi. »Die Krankheit ist grausam, sie schreitet langsam, aber unaufhörlich voran. Und wer körperlich sonst gesund ist, der hat eine gute Chance, nach etwa zehn Jahren das Endstadium mitzuerleben.«

Fleischlastige Ernährung fördert das Absterben von Hirnzellen

Was, wenn die Gründe für die Entstehung der Alzheimer-Erkrankung doch klar sind und man sie damit vermeiden könnte? In einer Studie aus dem Jahr 2006 wird belegt, dass ein zu saurer Zellzwischenraum zu einem Absterben von Gehirnzellen führt.[26] Die Alzheimer-Erkrankung wird neuropathisch gekennzeichnet durch einen Zuwachs der Beta-Amyloid-Plaques und den Verlust von Synapsen. Neuere Forschungsergebnisse legen nahe, dass die Entwicklung und das Fortschreiten der Alzheimer-Erkrankung mit kranken Gefäßen zu tun hat. In der Studie wird der Frage nachgegangen, ob und wie man das Absterben bestimmter Gehirnzellen verhindern oder stoppen kann. Sie konnten zeigen, dass diese Zellen durch ein Medium mit einem pH-Wert unter 6,6 aufs Äußerste geschädigt wurden. Ein niedriger pH-Wert sei daher schädlich für die Mikroumgebung im Gehirn. Die Forscher schließen daraus: »Azidose kann eine wichtige Rolle spielen in der Entwicklung von Demenz aufgrund von Gefäßschäden und von der Alzheimer-Erkrankung.«

Dr. Jacob schreibt in seinem Standardwerk von den möglichen schädlichen Auswirkungen einer Übersäuerung auf das Gehirn und die Mitbeteiligung beim Entstehen von Demenz und Alzheimer. Nehmen wir zu viele Tier-Proteine auf, verschlackt außerdem unser Darm, und der pH-Wert im Dickdarm wird zu basisch. Für die gesunde Dickdarmflora ist ein leicht saures Milieu lebenswichtig, weil es optimale Voraussetzungen schafft für die probiotischen Bifidobakterien und Laktobazillen. In einem alkalischen Dickdarm jedoch gedeihen krankhafte Bakterien wie Clostridien und Pilze wie *Candida albicans*.

Die Zusammensetzung der Darmflora wird über die Ernährung bestimmt und entscheidet, ob wir mit gesunden oder giftigen Stoffwechselprodukten überflutet werden. Im natürlicherweise leicht sauren Milieu verdrängt die gesunde Darmflora gefährliche Bakterienstämme. Die heute übliche fleischreiche und ballaststoffarme Ernährung und die häufige Verwendung von Antibiotika, insbesondere auch in der Fleischproduktion, führen laut Dr. Jacob zu einer deutlichen Abnahme der gesunden Darmbakterien und zur Zunahme gesundheitlich gefährlicher Keime.

Auch im Hinblick auf die zunehmenden Zahlen an multiresistenten Keimen muss übrigens der Fleischkonsum kritisch gesehen werden. Über das Fleisch werden nicht nur ständig multiresistente Keime aufgenommen, sondern auch permanent Antibiotikarückstände, welche multiresistente Keime in der menschlichen Darmflora »heranzüchten«.

Je höher nun der Proteinkonsum, desto alkalischer ist der Dickdarm und desto höher ist die Ammoniak-Belastung für die Leber.[27] Dort wird Ammoniak zu Glutamin entgiftet. Je basischer der Darm, desto schwerer fällt die Ausleitung des Ammoniaks über den Stuhl. Nur in einem gesunden, leicht sauren Dickdarmmilieu liegt Ammoniak als Ammoniumsalz vor, das kaum rückresorbiert wird, sondern etwa 400-mal besser als Ammoniak mit dem Stuhl ausgeschieden werden kann. Ammoniak alkalisiert als starke Base den Dickdarm. Dies führt zur Entgleisung der Darmflora, man spricht von Darmdysbiose. Die Stoffwechselgifte der krankhaften Keime belasten die Leber zusätzlich, weil die Pilze Zucker zu giftigen Fuselalkoholen vergären. Fäulnisbakterien bilden neben Ammoniak weitere zellschädigende Zellgifte wie zum Beispiel Leichengifte aus tierischem Protein.

Ammoniak kann die Blut-Hirn-Schranke und die Zellmembranen leicht passieren. Ammoniak unterbricht den Citratzyklus der Zelle, durch die sie Energie gewinnt, und bremst somit die gesamte Energiegewinnung der Zellen aus. Schon gering erhöhte Ammoniak-Konzentrationen können Störungen des zentralen Nervensystems auslösen. Als Gas kann Ammoniak einfach die Blut-Hirn-Schranke überwinden. Im Gehirn kann Ammoniak nicht durch den Harnstoffzyklus entgiftet werden. Die einzige Möglichkeit zur Entgiftung ist die Reaktion mit Glutamat zu Glutamin.

Das Fatale: Glutamin kann das Gehirn nicht wieder so einfach verlassen, wie Ammoniak eintreten kann. Entgegen früherer Annahmen ist zu viel Glutamin im Gehirn nicht harmlos. Durch die Umwandlung zu Glutamin ist Ammoniak nicht unschädlich geworden. Durch das Ammoniak entsteht nitrosativer Stress sowie eine erhöhte Durchlässigkeit der Mitochondrienmembrane für kleinere Moleküle. Beides führt dazu, dass die Astrozyten ihrer Funktion nicht mehr nachkommen können und die Mitochondrien dadurch massiv in ihrer Funktion gestört werden.

Die massive Funktionsstörung der Mitochondrien führt zu einem Energieverlust im Gehirn und damit zu einer verminderten Gehirnleistung. Durch Stress schwellen die Astrozyten an, und es kann zu einer Ödembildung im Gehirn kommen. Dieser Prozess verläuft als Teil unserer Ernährungs- und Lebensweise schleichend. Durch die Aufnahme von zu viel tierischem Protein, wie Casein, kommt es zu einer erhöhten Konzentration essenzieller Aminosäuren nicht nur im Blut, sondern auch im Gehirn. Trotz Blut-Hirn-Schranke, welche das Gehirn schützen soll, gelangen bei erhöhtem Verzehr also zu viele Aminosäuren ins Gehirn. Das Gehirn wird schleichend geschädigt, und diese Situation kann sich im Alter zuspitzen. Auch die Aufnahme des Geschmacksverstärkers Mononatriumglutamat, in vielen asiatischen Gerichten und Fertigprodukten enthalten, kann die Nervenzellen im Gehirn schädigen.

Zahlreiche Studien zeigen, dass Ammoniak bei der Alzheimer-Erkrankung eine wichtige Rolle spielt. Ammoniak beeinflusst beispielsweise Entzündungsprozesse und den Abbau von Proteinen, zum Beispiel des Beta-Amyloid-Vorläuferproteins. Zudem wurden in Alzheimer-Patienten erhöhte Ammoniakspiegel in Blut und Gehirn nachgewiesen.[28] Schon im Jahr 1990 wurde in einer Studie festgestellt, dass vor allem zu Beginn der Krankheit im Gehirn von Alzheimer-Patienten verstärkt Ammoniak gebildet und freigesetzt wird.[29]

In der menschlichen Muttermilch finden wir ein Verhältnis der Aminosäuren Methionin und Cystein von 1:1, tierisches Protein – Milch, Fleisch usw. – enthält etwa dreimal mehr Methionin als Cystein. Methionin stellt damit die wichtigste säurebildende Aminosäure in tierischen Lebensmitteln dar. Die Aminosäure Methionin wird zu Homocystein abgebaut, das oxidativen Stress verursacht und so an der Entstehung degenerativer Erkrankungen wie Alzheimer beteiligt ist. Sind die antioxidativen Schutzsysteme des Körpers geschwächt, entsteht verstärkt oxidiertes Methionin. Dieses bildet in Proteinen des Gehirn- und Nervensystems den Kern von krankhaften Proteinfalterkrankungen und löst so eine Degeneration der Nervenzellen im Gehirn aus.

Während die chronische Stickstoffüberladung durch Ammoniak nur zu umkehrbaren Störungen im Gehirn führt, bildet oxidiertes Methionin den Kern irreversibler Proteinfalterkrankungen wie der Alzheimer-Demenz. Insbesondere rotes und verarbeitetes Fleisch erhöht nicht nur das Risiko für verschiedene Krebserkrankungen, Herz-Kreislauf-Erkrankungen und Demenz, sondern auch für Alzheimer-Demenz.

Ausgeprägte Fleischkonsumenten hatten in einer anderen bekannten Studie ein dreimal so hohes Demenzrisiko wie die vegetarischen Vergleichspersonen.

Schutz vor Alzheimer

Verschiedene Studien belegen, dass unsere westliche Ernährungsweise mit viel tierischem Protein und Fett, insbesondere gesättigten Fettsäuren, sowie wenig Gemüse und Obst entscheidend zur Entstehung der Alzheimer-Erkrankung beitragen kann. So wurde beispielsweise festgestellt, dass Personen, die mindestens dreimal pro Woche Obst- und Gemüsesäfte konsumieren, ein um 76 Prozent geringeres Risiko hatten, an Alzheimer zu erkranken, als Personen, die weniger als drei Gläser Saft pro Woche tranken. Wir haben schon gesehen, dass oxidativer Stress eine bedeutende Rolle spielt bei der Entwicklung einer Alzheimer-Erkrankung. Insofern überrascht es nicht, dass in einer Metaanalyse auf den positiven Effekt der Aufnahme verschiedener Antioxidantien über die Nahrung auf die Entwicklung von Alzheimer verwiesen wird. Eine hohe Aufnahme von Vitamin E senkt das Risiko um 24 Prozent, von Vitamin C um 17 Prozent und von Betacarotin um zwölf Prozent.[30]

Der Konsum von tierischem Eiweiß sollte reduziert werden, wenn wir das Risiko für Alzheimer verringern wollen. Zu viel Stickstoff durch Tierprotein erzeugt Ammonium, das aufgrund seiner strukturellen Ähnlichkeit mit Kalium um den Transport durch die Natrium-Kalium-Pumpe konkurriert. Die ursprüngliche menschliche Ernährung, die uns zur Orientierung dienen sollte, enthielt von Natur aus viel Kalium, wenig Natrium und nur bescheidene Mengen an tierischem Eiweiß. Durch eine naturgemäße Ernährung wird Kalium statt Ammonium in die Zelle gepumpt und eine Stickstoffüberladung der Nervenzellen vermieden.

Eine Stickstoffüberladung führt »nur« zu rückgängig zu machenden Störungen im Gehirn. Oxidiertes Methionin hingegen bildet den Kern irreversibler Proteinfalterkrankungen, wie sie bei der Alzheimer-Demenz auftreten. Daher ist eine Ernährungsumstellung nach dem Dr. Jacobs Ernährungsplan so wichtig. Es wird durch diese Ernährungsweise wesentlich weniger Methionin aufgenommen und wesentlich mehr Kalium.

Ganz wichtig ist übrigens ausreichend guter Schlaf. So erhöht die häufig unerkannte Schlafapnoe stark das Demenzrisiko.

Stress und Übersäuerung – Auswege aus dem Teufelskreis

Unsere Gesellschaft ist durch Stress geprägt. Viele sind im Dauerstress einer Hyperspeed-Konsum-, Leistungs- und Genussgesellschaft, fühlen sich gehetzt, von Multitasking zerrissen, von digitalem Medienkonsum erschöpft, von Schlafmangel gebeutelt und kurz vor dem Burn-out. Ein Überangebot am Stresshormon Cortisol im Blut führt zu einer vermehrten Glukoseneubildung, steigert die Cholesterinneubildung in der Leber und führt zu erhöhten Blutzuckerwerten. Wachsendes Bauchfett und eine Insulinresistenz der Zellen und damit verbundener Diabetes Typ 2 sind die Folgen.

Ein überhöhter Salzkonsum verschärft die Lage. Konnte früher ein stark schwitzender Feldarbeiter noch problemlos zehn Gramm Salz täglich ausschwitzen, führt Bewegungsmangel in Kombination mit hohem Salzkonsum zu Bluthochdruck, metabolischem Syndrom, zu Herzrhythmusstörungen und auch zur Entstehung von Tumoren im Epithel- oder Hautgewebe. Die unrühmliche Rolle vom Salz als »weißes Gift« habe ich in einem eigenen Kapitel (→ Seite 48 ff.) beschrieben. Ein erhöhter Blutdruck ist mittlerweile der führende Risikofaktor für Behinderung und Sterblichkeit, und zwar weltweit. Als Ursache kommen Stress infrage, dadurch eine erhöhte Konzentration von Stresshormonen, sowie eine zu kaliumarme und zu natriumreiche Ernährung, Bewegungsmangel und Adipositas bzw. Fettleibigkeit.

Stress, vor allem chronischer, trägt wesentlich zu einer Übersäuerung des Organismus bei. Wobei eine falsche Ernährungsweise wiederum einen Stressfaktor für den Körper darstellt.

So können Ernährungsfehler, Stress und auch der Mangel an Bewegung eine Negativspirale in Gang setzen. Je mehr Stress, desto kränker. Je kränker, desto mehr Stress bedeutet dies für den Organismus. Es gibt kaum eine Krankheit, die nicht durch Stress verschlimmert oder gar ausgelöst werden könnte.

Vermehrte Ausschüttung von Stresshormonen

Das Hormon Cortisol wird bei Stress vermehrt ausgeschüttet. Das ist eigentlich ein gesunder Mechanismus: Durch Stresshormone werden Körper und Geist zu Höchstleistungen fähig, der Kampf-Flucht-Reflex wird in Gang gesetzt. Das Dumme: Wir leben nicht mehr in der Steinzeit. Damals gab es kaum chronischen Stress. Im akuten Fall, wenn wir zum Beispiel von einem Säbelzahntiger bedroht wurden, haben wir meist erfolgreich das Tier in unserer Horde bekämpft, vielleicht mit Steinen beworfen, oder wir haben die Flucht angetreten den nächsten Baum hinauf oder in die nächste Höhle hinein. Durch diese intensive körperliche Aktivität wurden die Stresshormone wie Cortisol, Adrenalin und Noradrenalin wieder abgebaut.

Der moderne Mensch leidet hingegen oft unter chronischem Stress. Vielleicht hat eine Frau Probleme, Kinderbetreuung, Berufstätigkeit und die Rolle als Hausfrau und Partnerin unter einen Hut zu bekommen. Oder ein Mann befindet sich im Spagat zwischen Karriere im Beruf und dem Anspruch, ein liebevoller Vater und guter Mann zu sein. Dazu brandet uns die Weltlage täglich durch Medien in unsere private Welt hinein.

Wenn der Chef uns im Büro anpflaumt, können wir kein stressadäquates Verhalten an den Tag legen, wie den Chef zu vermöbeln oder erst einmal ein paar Runden um den Block drehen. Die fristlose Kündigung wäre die Folge. So schlucken wir unseren Frust und unseren Ärger runter und sind vielleicht abends latent auf 180. Ein kleiner Anlass genügt – unaufgeräumtes Kinderzimmer, nicht erledigter Abwasch oder Ähnliches – und wir reagieren über und sind emotional durch den Wind. Stress, der nicht ausagiert wird, nennt man »kalten Stress«. Er ist besonders gefährlich. Stresshormone und das dadurch erhöhte Angebot an Glukose und freien Fettsäuren verbleiben zu lange im Blut. Der Körper baut einerseits eine Insulinresistenz auf, andererseits auch eine Adrenalinresistenz, die durch erhöhte Insulin- und Adrenalinausschüttungen gegenreguliert werden – der Stress-Teufelskreis geht weiter.

Bei Stress steigert die Amygdala oder der Mandelkern im sogenannten limbischen System des Gehirns über die Hirnanhangsdrüse den Sympathikus-Tonus. Der Sympathikus ist der Aktivitätsnerv, der Parasympathikus oder Vagusnerv zuständig für Entspannung. Der Sympathikusnerv erhöht bei Stress die rasche Ausschüttung des Stresshormons Adrenalin. Adrenalin treibt den Blutdruck nach oben. Die Erschöpfungsphase der Stressphase kann nach langer Überstimulation im schlimmsten Fall zu dauerhaften Schäden oder sogar Zusammenbruch des Systems führen, einem Burn-out. Durch die durch Adrenalin ausgelöste verflachte Atmung bei chronischem Stress wird ein Sauerstoffmangel der Zellen verursacht und eine Minderdurchblutung der Nieren. Dies erhöht das Risiko für Nierensteine. Kalte Hände und Füße sind ein guter Hinweis auf kalten Stress. Zusammengefasst baut sich bei Dauerstress ein Stresshormon- und Nährstoffüberangebot im Blut auf, weil ständig Energie mobilisiert wird, die der moderne Mensch nicht mehr durch Flucht- oder Kampfreaktionen abbauen will oder kann.

Wir stellen vor allem unter Dauerstress vermehrt das Hormon Cortisol her. Cortisol bewirkt eine Stabilisierung der durch Stress ausgelösten Stoffwechselvorgänge, insbesondere bei chronischem Stress. Cortisol fördert einerseits die Ausscheidung von Säuren, was erwünscht ist, aber leider auch der basenbildenden Mineralstoffe Kalium, Magnesium und Kalzium über Nieren und Blase. Gleichzeitig wird Salz – Natriumchlorid – verstärkt im Körper zurückgehalten, was zu den typischen Wasseransammlungen und der Blutdruckerhöhung führen kann, die unter Dauerstress zu beobachten sind.

Unsere Mineralstoff- und Säure-Basen-Balance gerät in eine Schieflage. Der Organismus übersäuert, was für den Körper Stress bedeutet. So schaukeln sich Stress und Mineralstoffmangel gegenseitig hoch, und unser »Säure-Basen-Konto« gerät immer mehr in die »roten Zahlen«.

Mineralstoffversorgung und Stressprophylaxe

Eine ausreichende Versorgung mit wichtigen Mineralstoffen zur Stressprophylaxe ist unabdingbar. Fehlt Magnesium, was an mehr als 300 Enzymsystemen beteiligt ist, werden Menschen müde, kraftlos, und ihre Resilienz und Stressresistenz sinken. Magnesium wird auch als

»Salz der inneren Ruhe« bezeichnet. Fehlt es, erhöht sich ebenfalls die Stressanfälligkeit. Für die Reifung neuer Nervenzellen im Hippocampus sind Omega-3-Fettsäuren notwendig. Eine Erhöhung von Stresshormonen hemmt die Neubildung von Nervenzellen im Hippocampus. Nervenzellen in diesem Gehirnbereich sind in der Lage, sich lebenslang zu erneuern. Bei einer chronischen Stressbelastung, wie sie beim Burnout vorkommt, gehen gerade im Hippocampus vermehrt Nervenzellen zugrunde. Folgen sind eine verminderte Merkfähigkeit und eine geringere psychische Belastbarkeit. Ein Teufelskreis beginnt. Auch Vitamine wie die B-Vitamine spielen beim Stressgeschehen eine wichtige Rolle. Cortisol wird nicht nur durch Stress, sondern auch durch Übergewicht und Übersäuerung hochreguliert. In all diesen Fällen besteht ein stark erhöhter Bedarf an basischen Mineralstoffen. Unbedingt müssen wir daher mit basischen Mineralstoffen am besten in Gemüse, Kräutern, Pilzen und Obst gegensteuern und gern auch mal ein Basenmittel auf Citratbasis, wie es auch in Obst und Gemüse vorliegt, zu uns nehmen, wie z. B. Dr. Jacob's Basenpulver plus, hergestellt aus pflanzlichen und mineralischen Rohstoffen. Empfehlenswert sind auch Produkte mit Melissenextrakt wie Dr. Jacob's Melissen-Basentabletten, die darüber hinaus stresslindernd wirken.

Dauerstress aber fördert nicht nur die körpereigene Produktion von Cortisol, sondern führt auch in die Azidose, indem wir flacher atmen und dadurch weniger Säuren abatmen, wofür eine vertiefte Bauchatmung nötig ist. Durch diesen Überschuss an Säuren wird wiederum der Cortisolspiegel erhöht. Durch Basenstoffe wird der Cortisolspiegel im Blutplasma gesenkt, und die Ausscheidung von Cortisol über den Urin wird gefördert.

Übrigens stellt Stress auch einen Risikofaktor für Diabetes dar. Ein Überangebot an Cortisol nämlich führt dazu, dass die Neubildung von Glukose aktiviert wird. Gleichzeitig wird die Herstellung von Cholesterin in der Leber angeregt, was wiederum den Insulinspiegel im Blut erhöht. Diese Stoffwechseleffekte führen auf Dauer zur Insulinresistenz der Zellen und damit zum Diabetes Typ 2. Denn damit Insulin und die Energiegewinnung in den Zellkraftwerken richtig arbeiten können, benötigen sie genug Kalium und Magnesium. Ein Mangel führt zur Insulinresistenz, dem Frühstadium von Diabetes.

Gleichzeitig fördern diese ungünstigen Stoffwechseleffekte durch einen erhöhten Cortisolspiegel durch Stress die Einlagerung von Fett auf der Höhe des Bauches. Dieses sogenannte viszerale Fett (viszeral = die Eingeweide betreffend) ist sehr gefährlich, weil es ein Symptom des metabolischen Syndroms darstellt. Dieses Symptombild führt zum erworbenen Diabetes und stellt einen Risikofaktor dar für Arteriosklerose, Entzündungsprozesse, Bluthochdruck, Herzinfarkt und Schlaganfall (→ Seite 93 ff.).

Was passiert im Körper im Einzelnen bei Stress? Stressfaktoren oder Stressoren stimulieren die Ausschüttung des Hormons CRH in der Hirnanhangsdrüse, welches dort die Ausschüttung eines anderen Hormons, ACTH, bewirkt. Dieses Hormon triggert wiederum die Ausschüttung von Cortisol aus der Nebennierenrinde. Die Nebennieren befinden sich auf den Nieren. Bei chronischem Stress sind die Cortisol- und Aldosteronspiegel dauerhaft erhöht. Beide Hormone binden sich an den sogenannten Mineralocorticoid-Rezeptor und aktivieren ihn. Dadurch wird Natrium und Chlorid verstärkt rückresorbiert und vermehrt Kalium, Magnesium und Kalzium ausgeschieden. Der Körper schlittert durch den Verlust dieses basischen Minerals und die Einlagerung von Salz – Natriumchlorid – in die Übersäuerung und Mineralstoffdysbalance. Dies macht Salz heute giftiger als je zuvor.

Sport und Bewegung sind sehr wichtig, wie Sie in einem späteren Kapitel in diesem Buch lesen werden. Wer sich allerdings ungesund ernährt und vielleicht auch noch raucht, geht dabei ein großes Gesundheitsrisiko ein.

Ebenso gefährlich wie körperliche Überbelastung ist starker akuter Stress. Hierdurch werden Katecholamine wie Noradrenalin und Adrenalin ausgeschüttet, welche die Gefäße zusätzlich stark verengen. Auch ein Flüssigkeitsmangel und Nikotin können die Durchblutung reduzieren und die Sauerstoffversorgung gefährden. In dieser Situation gewinnt der Herzmuskel seine Energie nicht mehr aus dem Sauerstoff der Mitochondrien, sondern vergärt Zucker zu Milchsäure. Das nennt man Glykolyse. Dies hat, wie Sie schon im Kapitel über die extrazelluläre Matrix (→ Seite 37 ff.) gelesen haben, eine akute lokale Übersäuerung des Herzmuskels und der Herzkranzgefäße zur Folge. Besitzt das Blut keine ausreichende Basen-Pufferkapazität, setzt freies Kalzium die Gerinnungskaskade in Gang, und ein akuter Gefäßverschluss entsteht, der in den Herzkranzgefäßen einen Herzinfarkt und im Gehirn einen Schlaganfall auslösen kann.

Ein typisches Beispiel für ein solches Geschehen ist der gestresste Manager, der sich in einer hitzigen Diskussion stark aufregt. Vielleicht macht er danach den Fehler, eine Zigarette zu rauchen und einen Energydrink zu trinken. Stress, Nikotin und Koffein beeinträchtigen die Durchblutung auf vielfache Weise. Der plötzliche Herztod kann schon im mittleren Lebensalter auftreten.

In der »Normative Aging Study« (2012) konnte gezeigt werden, dass die Überaktivität des sympathischen Nervensystems zu Bluthochdruck führt. So wurde dokumentiert, dass Übergewicht und eine hohe Kalorienaufnahme mit einer gesteigerten Ausschüttung des Stresshormons Noradrenalin in den Nieren verbunden sind. Stress kann also zu Übergewicht beitragen, aber Übergewicht umgekehrt auch Stress verursachen. Außerdem werde durch eine erhöhte Aktivität des zentralen Nervensystems und den damit verbundenen erhöhten Adrenalinspiegel die Entwicklung des metabolischen Syndroms zum manifesten Diabetes Typ 2 gefördert. Es entsteht auch eine Adrenalinresistenz, das heißt, dass der Körper deutlich weniger auf die Stimulierung durch Adrenalin reagiert. Das metabolische Syndrom führt zu einem erhöhten Insulinspiegel im Blut, welcher das sympathische Nervensystem übererregt, was zu erhöhtem Adrenalinspiegel führt und zu einer abgeschwächten Adrenalinwirkung. Die angeblich besseren Nerven, die Übergewichtigen nachgesagt werden, können im Zusammenhang mit ihrer Insulinresistenz stehen. Die beschriebenen Mechanismen, so Dr. Jacob, »dürften ursächlich auch an der Entstehung des Burn-out-Syndroms beteiligt sein«. Die gute Nachricht: Bereits durch einen moderaten Gewichtsverlust können diese Veränderungen wieder rückgängig gemacht werden. Dies betrifft sowohl die hohe Aktivität des sympathischen Nervensystems im Ruhezustand als auch die abgestumpfte Empfindlichkeit der Nervenzellen des Sympathikus.[31]

Wir können auch über die Ernährung unser Stresssystem unterstützen. Bei einem Mangel an Adrenalinbausteinen – die Aminosäure Tyrosin – sind Hülsenfrüchte wie Bohnen, Erbsen, Soja, Linsen usw. günstig für die Regeneration, weil sie viele Aminosäuren enthalten und gleichzeitig optimal für den Stoffwechsel sind, weil sie einen nur geringen Glukose- und Insulinanstieg verursachen. Bei einer Adrenalinresistenz liegt meist auch eine Cortisolresistenz vor. Auch hier schüttet der Körper immer mehr von diesem problematischen Hormon aus, aber die Wirkung ist abgeschwächt.

Die Heilung der Adrenalin- und Cortisolresistenz geht Hand in Hand mit der Heilung der Insulinresistenz. Was davon ursächlich ist, dürfte abhängig vom Einzelfall sein. Jedenfalls gilt es, diesen Teufelskreis zu durchbrechen. Der beste Weg ist die Stress- und Gewichtsreduktion durch eine Änderung der Lebens- und Ernährungsweise, wie sie in diesem Buch ausführlich beschrieben wird. Zum Stressabbau ist weiter Bewegung – Ausdauertraining, Krafttraining, Yoga –, Meditation oder ein Programm für Entspannung und Stressabbau wie das authentische Reiki nützlich. Solche Methoden sind wichtig für die Umstellung und Regeneration des vegetativen Nervensystems und haben sich auch in der Krebstherapie als »mind body medicine« gut bewährt.

Durch zu viel Protein mit einem Ammoniaküberschuss als Folge, einem kranken Darmmilieu und einer verbreiteten Leberverfettung wird die energieliefernde Zellatmung behindert und blockiert. Der Körper versucht, dem durch eine Sympathikus-Überaktivität entgegenzusteuern. Wir haben es also mit einer Mischung von Energiemangel auf der Zellebene und Übersteuerung unseres Aktivitäts-Nervs zu tun. Meist wird dieser Prozess noch durch den reichlichen Verzehr von koffeinhaltigen Getränken verschärft. Auf Dauer landet der Betroffene fast zwangsläufig im Burn-out, eine Erschöpfungsdepression, aus der die Erkrankten nur langsam und durch grundlegende Änderung ihres Lebensstils herausfinden.

In diesem Buch finden Sie Tipps, wie Sie durch Tiefenatmung, Entspannungsmethoden, basenüberschüssige und vitalstoffreiche Ernährung und Bewegung wieder »Boden unter den Füßen« bekommen und einem Burn-out vorbeugen können. Der Dalai Lama wurde einmal gefragt, wie lange er meditiere. »Normal zwei Stunden, wenn ich Stress habe, mehr«, war seine für einige verblüffende und überzeugende Antwort.

Krankheiten von A–Z – und was sie mit Übersäuerung zu tun haben

Eine Verbesserung des Gesundheitszustands ist möglich, solange nicht Organe irreversibel geschädigt sind. Eine basenbetonte Lebensweise ist die beste Gesundheitsprophylaxe.

Ernährungsfaktoren	Krebs	Arteriosklerose	Übergewicht	Diabetes
Hohe Energieaufnahme	↑*	↑	↑	↑
Viele gesättigte Fettsäuren	↑*	↑	↑	↑
Viel tierisches Protein	↑	↑	↑	↑
Viel Salz, wenig Kalium	↑**	↑	↑	↑
Wenig Ballaststoffe und komplexe Kohlenhydrate	↑	↑	–	↑
Viel Zucker und raffinierte Kohlenhydrate	↑	↑	↑	↑
Wenig Antioxidantien	↑	↑	–	↑

↑ bedeutet: erhöhtes Risiko; – bedeutet: keine eindeutige Korrelation. *Ein hoher Fettverzehr korreliert mit einem erhöhten Risiko für verschiedene Krebsarten. Neuere Erkenntnisse zeigen, dass eine hohe Energieaufnahme stärker mit einem erhöhten Brustkrebsrisiko korreliert als ein hoher Fettverzehr. ** Ein erhöhtes Risiko geht speziell von Salz aus, das zum Konservieren verwendet wird.

Zusammenhang zwischen ausgewählten Ernährungsfaktoren und dem Risiko für Krebs, Herz-Kreislauf-Erkrankungen, Übergewicht und Diabetes mellitus

ADIPOSITAS UND ÜBERGEWICHT

Eine Überversorgung mit Fett belastet die Stoffwechsel-Abbauwege. Fett kann nicht abgebaut werden und wird zentral eingelagert. Bei Bewegungsmangel kommt es zu einer Fettleber und zur Schädigung der Mitochondrien. Zu viel Natrium und zu wenig Kalium fördern Übergewicht. Eine natriumarme und kaliumreiche Ernährung kann auch die Körperkontur optimieren, denn sie trägt zur Reduktion des Körpergewichts bei, da eingelagertes Salz und damit Wasser ausgeschwemmt werden. Eine hoch kalorische Ernährung mit einer geringen Vitalstoffdichte bei gleichzeitig mangelnder Bewegung führt auf Dauer zu Übergewicht. Fertigprodukte mit ihrem hohen Anteil an Fett, Zucker, isoliertem Fruchtzucker aus Mais sowie Salz sind zu meiden. Unser Körper bekommt mit ihnen nicht, was er braucht, und signalisiert uns das mit unstillbarem Appetit. Sowohl Zucker als auch Salz können süchtig machen. Zucker, Salz und Fett waren in der Frühzeit selten zu haben und aktivieren Belohnungssysteme im Gehirn: Wir fühlen uns gut. Wer seine Mahlzeiten aus frischen Zutaten selbst zubereitet, tappt nicht in diese Falle. Beim Abnehmen werden Säuren freigesetzt. Basen – in Form von Gemüse, Obst und Kräutern, aber auch durch geeignete Basenpräparate – unterstützen die Gewichtsabnahme.

ALZHEIMER

Tierische Produkte enthalten zu viel der säurebildenden Aminosäure Methionin. Das daraus gebildete Homocystein verursacht Proteindefekte, Immunreaktionen und oxidativen Stress und kann zu degenerativen Erkrankungen wie Alzheimer und Demenz beitragen. Bei geschwächten antioxidativen Schutzsystemen entsteht verstärkt oxidiertes Methionin. Dies bildet in Proteinen des Gehirn- und Nervensystems den Kern von krankhaften Proteinfalterkrankungen. Zur Degeneration der Nervenzellen zählen die Beta-Amyloide bei Alzheimer. Eine chronische Stickstoffüberladung – Ammoniak – durch eine eiweißreiche Ernährung führt ebenfalls zu Gehirnstörungen. Besonders schädlich wirkt rotes und verarbeitetes Fleisch. Gesättigte Fettsäuren erhöhen das Demenz- und Alzheimer-Risiko (→ Seite 43 ff.).

AZIDOSE

siehe »Fazit: Übersäuerung …« (Seite 107)

BLUTHOCHDRUCK

Salz plus tierisches Eiweiß plus Phosphat in der Nahrung bei einem Mangel an Kalium erhöhen den Blutdruck wie auch Natrium und Chlorid, die zunehmend im Bindegewebe, in der Lymphe und in den Zellen eingelagert werden. Zu viel tierisches Eiweiß führt zu vermehrter Bildung von gerinnungsfreudigem Fibrin, dickeren Gefäßwänden und einem erhöhten Hämatokritwert. Je höher dieser ist, desto dickflüssiger das Blut. Blutdrucksenkende Medikamente stellen keine Ursachentherapie dar, sind aber bei ausgeprägter Hypertonie wichtig. Ursächlich muss die Zufuhr von Salz, Tiereiweiß und Phosphat reduziert und die Aufnahme von kaliumreichem Gemüse, Obst, Kräutern, Nüssen und Samen erhöht werden. Kalium reduziert sowohl den systolischen als auch den diastolischen Blutdruck. Außerdem ist regelmäßige Bewegung wichtig. Das metabolische Syndrom mit bauchbetontem Übergewicht ist ebenfalls die Folge einer säurebildenden Fehlernährung und trägt zu Bluthochdruck bei. Auch ein effektives Entspannungsprogramm sowie regelmäßige Bewegung sind wichtige Therapievorschläge.

BURN-OUT

Diesen Begriff gibt es seit 1975, er wurde von dem US-amerikanischen Psychoanalytiker Herbert J. Freudenberger geprägt. Burn-out oder Ausgebranntsein bedeutet einen durch private und/oder berufliche Überlastung hervorgerufenen totalen Erschöpfungszustand, verbunden mit einem reduzierten Leistungsvermögen, einer depressiven Komponente und einer emotionalen Überempfindlichkeit. Personen aller Schichten und Berufe sind betroffen. In der Schulmedizin wird die Burn-out-Therapie überwiegend psychologisch mit Entspannungsmaßnahmen und Elementen eines Stressmanagements behandelt. Durch Dauerstress verarmen die Zellen an ATP, also Energie. Die Zelle schaltet ein Notfallprogramm und vergärt Zucker zu Milchsäure. Die Milchsäure führt mit der Zeit zur Verschlackung der extrazellulären Matrix. Die Zellen werden immer spärlicher mit Sauerstoff und Nährstoffen versorgt, die ATP-Produktion sinkt weiter. Im Hippocampus gehen bei chronischer Stressbelastung vermehrt Nervenzellen zugrunde, was Gedächtnisschwäche im Zusammenhang mit Burn-out erklärt. Dieser Nervenzellenverlust wird durch Schlafmangel, Fehlernährung und Bewegungsmangel verstärkt, was die Betroffenen noch mehr aus dem Säure-Basen-Gleichgewicht bringt. Ein krankes Darmmilieu und eine Leberverfettung führen zu einem Energiemangel in der Zelle und einer Überaktivierung des Sympathikus. Chronischer Stress mit kaltem Stress ohne körperliche Beteiligung kann lebensbedrohlich werden und zu einer Adrenalin- und Insulinresistenz führen. Chronische Erkrankungen, belastende Lebensumstände oder eine basenarme Ernährung führen zu einer erhöhten Sympathikusaktivität und zu einer latenten Azidose, die mit Erschöpfungszuständen einhergehen. Erforderlich ist eine Therapie, welche auch die Versorgung mit Mineralstoffen und Spurenelementen, insgesamt eine basenbetonte Ernährungsweise, eine Reduzierung der Stressfaktoren und ausreichend guten Schlaf und Bewegung einschließt.

DARM- UND LEBERERKRANKUNGEN

Die Leber ist im Stoffwechsel das zentrale Entsäuerungsorgan für organische Säuren, die Nieren für fixe Säuren. Tierisches Eiweiß macht den Dickdarm alkalisch und belastet darüber die Leber. Tierisches Protein und besonders Fleisch gelangt unverdaut in den Dickdarm und trägt zur vermehrten Bildung von Ammoniak und weiteren Giftstoffen bei, weil es durch Fäulnisbakterien verstoffwechselt wird. Durch ein basisches Darmmilieu wird Ammoniak fast vollständig aus dem Darm aufgenommen, in die Leber transportiert und im Harnstoffzyklus entgiftet. Nur in einem gesunden, leicht sauren Dickdarmmilieu liegt Ammoniak als Ammoniumsalz vor, das leicht mit dem Stuhl ausgeschieden werden kann. Die Entgiftung von Ammoniak ist eine ganz zentrale Aufgabe der Leber und der Nieren. Die Leber muss bei der üblichen Zivilisationskost täglich etwa 5000 Milligramm Ammoniak entgiften. Ammoniak ist ein sehr starkes Stoffwechselgift, etwa 1000-mal giftiger als Alkohol. Im Darm und im Stoffwechsel entstehen so täglich aufs Neue Giftstoffe, welche die Entgiftungskapazität der Leber auf Dauer überstrapazieren. Aufgrund der hohen Toxizität hat die Ammoniakentgiftung Vorrang vor den anderen wichtigen Stoffwechselprozessen wie der Regulation des Energie- und Säure-Basen-Haushalts. Im Extremfall der Leberzirrhose spüren die Betroffenen als Erstes extreme Müdigkeit, Erschöpfung und Niedergeschlagenheit.

Zur Behandlung einer Leberzirrhose, die im Endstadium ein tödliches Leberausfallkoma auslösen kann, gehört daher die Beschränkung auf pflanzliches Protein und sogar die komplette Abtötung der Darmflora durch Antibiotika, um die Ammoniakproduktion im Darm einzudämmen. Das Ausmaß der Ammoniakbelastung hängt maßgeblich vom Darmmilieu ab. Hierbei spielen ein hoher Proteinkonsum, Antibiotikaeinsatz – vor allem auch indirekt durch Fleisch aus der Massentierhaltung – und hochalkalische Basenmittel wie Natron und Kalziumcarbonat eine zentrale Rolle.

DEHYDRIERUNG

Viele trinken viel zu wenig und lassen ihr »Land«, ihren Körperstaat, verdorren. Wenn wir zu wenig trinken, verzögern wir Stoffwechselprozesse im Körper, behindern die Entgiftung und verstärken die Übersäuerung des Organismus mit all ihren negativen gesundheitlichen Folgen. Die Fließeigenschaften des Blutes können durch viel Trinken verbessert werden. Viel trinken kann Leben retten! Männer, die mehr als fünf große Gläser Wasser pro Tag trinken, reduzieren ihr Risiko für eine tödlich verlaufende koronare Herzkrankheit um 54 Prozent im Vergleich zu den »Trinkmuffeln«. Bei Frauen reduzierte eine hohe Wasserzufuhr das Risiko um 41 Prozent. Der Zusammenhang ist klar: Nachts verlieren wir einen halben Liter Flüssigkeit. Das Blut verdickt, und der Blutfluss ist verringert. Blutdruck und Herzschlag müssen erhöht werden, damit die Blutversorgung gewährt bleibt. Trinken Sie daher auch abends, besonders, wenn Sie einen hohen Blutdruck oder eine andere Herzkrankheit haben! Der Morgen birgt sonst Gefahren. Das Risiko für Schlaganfall und Herzinfarkt ist am Morgen bis zu viermal so hoch wie zu anderen Tageszeiten (→ Seite 64).

Falls Sie Prostataprobleme haben, wäre abends ein Basentrunk ideal, weil konzentrierter und saurer Urin die Prostata reizt und zu Entzündungen führt. Werden Sie nachts wach – trinken Sie ein Glas Wasser! Und morgens trinken Sie – alle Leser sind gemeint! – einen halben Liter Wasser, um den Flüssigkeitsverlust zu kompensieren. Die optimale Flüssigkeitsmenge über den Tag verteilt sind zwei Liter. Trinken Sie nicht auf Vorrat, ein »Zuviel« wird gleich wieder ausgeschieden!

DIABETES

Diabetes entwickelt sich auf der Grundlage eines metabolischen Syndroms. Chronisch erhöhte Insulinspiegel und Insulinresistenz spielen eine zentrale Rolle. Wenn der Pankreas nicht mehr genug Insulin produzieren kann, spricht man von Diabetes. Kohlenhydrate mit hohem glykämischem Index und tierisches Protein erhöhen den Insulinspiegel. Die höchste Insulinwirkung hat die Kombination von beiden. Der Verzehr von tierischen Lebensmitteln korreliert u. a. mit einer Entstehung von Insulinresistenz, Übergewicht, metabolischem Syndrom und Diabetes mellitus Typ 2. Natrium fördert die Insulinresistenz, während Kalium und Magnesium die Insulinsensitivität erhöhen.

ENTZÜNDUNGEN

Entzündungen und Übersäuerung hängen eng zusammen und ergeben einen Teufelskreis. Überschüssige Säuren werden im Bindegewebe, welches den ganzen Körper durchzieht und umgibt, als saure Schlacken abgelagert. Das Immunsystem wird geschwächt, weil Immunzellen durch das Bindegewebe an ihre Zielorte wandern müssen. Das Bindegewebe fungiert auch als Kommunikationsmedium von Organen, Zellen und Gewebe. Ist das Bindegewebe verschlackt und übersäuert, ist die »Leitung« unterbrochen und die Kommunikation gestört. Es können sich chronische Entzündungen bilden. Durch Entzündungen bilden sich freie Radikale, welche das Bindegewebe zusätzlich schädigen. Außerdem werden durch Entzündungen weitere saure Substanzen frei. Ein Teufelskreis beginnt. Übersäuertes Gewebe fühlt sich deshalb schmerzhaft an, weil die Säuren direkt mit den »Schmerzmeldern« unseres Körpers reagieren. Je saurer die Gelenkflüssigkeit, desto heftiger sind Entzündungen und Schmerzen bei der gefürchteten rheumatoiden Arthritis. Durch basische Citrate können deutlich Beschwerden bei chronischen Rückenschmerzen gelindert werden, wie Studien zeigen. Außer einer basenbetonten Ernährung und Lebensweise sowie Basenmitteln auf Citratbasis, welche den Magen-Darm-Bereich nicht belasten und den pH-Wert im Dickdarm nicht beeinflussen, haben sich zur Entschlackung des Bindegewebes und damit zur Prophylaxe und Therapie von entzündlichen Prozessen die Azidose-Massagen auch zur Selbstbehandlung nach Dr. Renate Collier bewährt.

ERSCHÖPFUNG

Bei einer Übersäuerung wird zu wenig ATP oder Zellenergie in den Mitochondrien oder den kleinen Kraftwerken in den Zellen erzeugt. Die Kombination aus proteinreicher Kost und metabolischer Azidose verursacht eine chronische Ammoniakvergiftung der Tubuluszellen in den Nieren. Die Entgiftung von Ammoniak blockiert die mitochondriale Funktion. Auch kann hinter chronischer Erschöpfung eine Fettleber oder eine Schwermetallbelastung stecken. Die Müdigkeit ist der Schmerz der Leber, sagt man. Ein krankes Darmmilieu und eine Leberverfettung blockieren die energieliefernde Zellatmung. Im Extremfall der Leberzirrhose spüren die Betroffenen als Erstes Müdigkeit, Erschöpfung und Niedergeschlagenheit (→ auch Burn-out, Seite 95).

FIBROMYALGIE

Bei einer Fibromyalgie tut oft alles weh. Die Betroffenen fragen sich: Kann mir denn keiner helfen? Die Laborbefunde sind meist unauffällig. Schmerzmittel wirken oft nur für kurze Zeit, und die Patienten fühlen sich erschöpft und depressiv. Viele Ärzte geben den Betroffenen das Gefühl, vor allem die Psyche sei der Auslöser. Allein in Deutschland geht man von rund drei Millionen Betroffenen aus. Fibromyalgie heißt wörtlich »Faser-Muskel-Schmerz«. Mit der Zeit kommen oft weitere Beschwerden wie Schlafstörungen, Zittern der Hände, Blasenstörungen, Missempfindungen und Kältegefühl an Armen und Beinen und Kopfschmerzen dazu. Durch einen Mangel an körperlicher Bewegung, Muskelverspannungen durch monotone berufliche Tätigkeiten und Stresseinwirkungen kommt es oft zu einer Mangeldurchblutung in der Schulter-Nacken-Muskulatur. Dadurch werden die betroffenen Zellen schlechter mit Sauerstoff versorgt. Sie schalten um auf das Notfallprogramm »Milchsäurevergärung«. Dadurch übersäuert die extrazelluläre Matrix lokal und erregt die Schmerzrezeptoren. Bei einer Übersäuerung der extrazellulären Matrix werden auch immer entzündungsfördernde Stoffe aktiviert. Schmerzen und Entzündungen führen mit der Zeit auch zu Regulationsstörungen im vegetativen Nervensystem. Bei Fibromyalgie kommt es daher zu Störungen der Selbstregulation und Selbstorganisation. Zu viel tierisches Protein bedeutet, Dr. Jacob zufolge, mehr Stoffwechselabfälle, was sich in den Gelenken und im Bewegungsapparat als Fibromyalgien zeigen kann. Die Ernährung sollte auf basisch umgestellt, schnelle Kohlenhydrate vermieden, ein tägliches Bewegungsprogramm sowie Entspannungs- und Stressreduktionsmethoden ausgeübt werden. Da meist ein Leaky-Gut-Syndrom – ein »löchriger« Darm – zugrunde liegt, bei dem Antigene aus dem Darm ins Bindegewebe gelangen und dort eine schleichende Entzündung auslösen, ist eine Darmsanierung zur Erholung der löchrigen Darmschleimhaut zentral für die Heilung. Besonders günstig wirkt sich beim »Faser-Muskel-Schmerz« verträgliche vegane Rohkost aus, wie Studien belegen. Vegane Rohkost wirkt sich sehr positiv auf Gelenksteifheit, Schmerzen und Schlafqualität aus und führt auch zur gewünschten Gewichtsreduktion.

Unter Fibromyalgie leiden heutzutage auch Kinder. Doch die Krankheit ist heilbar, wenn man ursachenorientiert arbeitet.

GICHT

Eine Störung des Säure-Basen-Haushalts durch eine unausgewogene Ernährung mit zu viel tierischem Eiweiß und Zucker, Sauerstoffmangel durch verflachte Atmung und zu wenig Bewegung und Stress sind die tiefere Ursache dieser Erkrankung. Früher war Gicht eine Seltenheit und nur bei Reichen bekannt; sie ist bei Vegetariern auch heute noch selten anzutreffen. Tierische Lebensmittel gehören zu den stärksten Säurebildnern und Harnsäurelieferanten. Harnsäure an sich ist relativ harmlos, kristallisiert sie jedoch bei pH 5,5 aus, verursachen diese Kristalle sehr starke Entzündungen: Gichtschübe. Daher haben Veganer, die sich basisch ernähren, trotz u.U. relativ hoher Harnsäurewerte keine Gicht. Da Alkohol auch stark negativ den Säure-Basen-Haushalt beeinflusst, werden akute Gichtschübe oft durch den Verzehr einer fleischlastigen Mahlzeit mit viel Alkohol ausgelöst. Der Verzehr von Fleisch und Wurst betrug im 19. Jahrhundert durchschnittlich nur 14 Kilogramm pro Person und Jahr, stieg zwischen 1961 und 2011 von 64 Kilogramm auf 90 Kilogramm und ist mit 88,2 Kilogramm – 2013 – nach Angaben des Bundesverbandes der Fleischindustrie leicht rückläufig.

HAARAUSFALL

Der Körper deponiert überschüssige Säuren dort, wo sie möglichst wenig Schaden anrichten können. Der Haarboden ist so ein Bereich. Verschlackt übersäuert das Gewebe an dieser Stelle, werden die Haare schlecht mit Nährstoffen versorgt und sterben ab. Analog dem sauren Regen, der dazu führt, dass der Waldboden übersäuert und die Bäume ihre Nadeln verlieren. Solange Frauen in der Menstruationsphase sind, entsäuern und entschlacken sie monatlich über die Menses. In der Menopause bekommen sie oft dünnes Haar, worunter viele Männer schon viel früher leiden. Haarausfall kann auch ein Symptom einer Schilddrüsenüber- oder -unterfunktion sein, die durch zu viel oder zu wenig Jodzufuhr verursacht werden kann – oder einer Schwermetallbelastung. Die Ursachen sollten auf jeden Fall abgeklärt werden.

Für den typisch männlichen Haarausfall spielt das Enzym 5-Alpha-Reduktase eine besondere Rolle. Es bildet aus Testosteron das viel potentere Hormon Dihydrotestosteron (DHT), das die Entstehung von Prostatakrebs begünstigt. DHT lässt auch die Haarfollikel immer kleiner werden, verkürzt die Wachstumsphase der Haare und führt so zu Haarausfall. Die Kopfhaut des Mannes hat meist einen sauren pH-Wert von unter 5,5 und eine hohe Konzentration der 5-Alpha-Reduktase, die in diesem pH-Bereich besonders aktiv ist. Beides zusammen ist ideal für eine starke DHT-Bildung und damit den typisch männlichen Haarausfall. Harmlos ist die Glatze daher nicht: Dass männlicher Haarausfall mit einem deutlich erhöhten Risiko für aggressiven und tödlich verlaufenden Prostatakrebs einhergeht, bestätigen inzwischen viele große Studien.

HERZINFARKT

Natriumchlorid aus Kochsalz erhöht das Risiko für Schlaganfall und Herzinfarkt. Blutgefäße und rote Blutkörperchen verhärten durch Natrium und werden durch Kalium elastisch. Kaliumreiche Lebensmittel können einen Teil der negativen Wirkung von Kochsalz kompensieren. Natriumchlorid wird sauer verstoffwechselt und erhöht zusammen mit tierischem Eiweiß die Ausschüttung des Stresshormons Cortisol, was die Übersäuerung verstärkt. Zu viel Lysin in tierischer Nahrung verdickt die Blutgefäßwände und verschlechtert den Blutfluss. Die Kombination aus verhärteten Arterien und verhärteten roten Blutkörperchen kann tödlich sein und zum Beispiel einen Herzinfarkt oder Schlaganfall auslösen (→ Seite 106).

INTELLIGENZMINDERUNG

Eine chronische metabolische Azidose und eine salzreiche, kaliumarme Ernährung können durchaus auch die Intelligenz beeinträchtigen und die Entstehung von Demenz bzw. Alzheimer fördern. Zu viel Natriumchlorid verstärkt die altersbedingte Abnahme der Gedächtnisleistung. Kalium dahingegen verringert die Abnahme (→ Seite 57).

Hormone und Wachstumsfaktoren in Milchprodukten wie IGF-1 fördern das Wachstum von Krebszellen. Besonders das Risiko für Prostata-, Brust- und Eierstockkrebs wird erhöht. Zu wenig Kalium und zu viel Natrium in der Zelle sowie dadurch erniedrigte Membranpotenziale – oder elektrische Spannung – wirken krebsfördernd, weil sie die Zellteilung aktivieren. Normale Kaliumwerte hingegen wirken krebsvorbeugend und -hemmend. Krebszellen nutzen Säuren effektiv, um sich auszubreiten und zu metastasieren. Daher ist ein ausgeglichener Säure-Basen-Haushalt besonders wichtig.

Ein hoher Anteil an tierischem Protein in der Ernährung dient den Krebszellen als Brenn- und Baustoff und aktiviert den krebsfördernden sogenannten »mTor-Signalweg«. Auch viel Fett nährt die Krebszelle, die häufig einen gesteigerten Fettstoffwechsel besitzt, wie Prostata- und Brustkrebszellen. Krebszellen lieben natürlich auch Zucker bzw. Glukose. Langsame Kohlenhydrate, Hülsenfrüchte und stärkearmes Gemüse sind daher empfehlenswert. Die Proteinüberversorgung nach den Empfehlungen der ketogenen Krebsdiät gewährleistet die optimale Versorgung des Tumors: ein Überangebot an Aminosäuren als Bausteine für die Vermehrung und das Wachstum und Glukose als Brennstoff aus glukogenen, Zucker erzeugenden Aminosäuren. Eine hohe Zufuhr an tierischem Protein erhöht insbesondere die Produktion von insulinähnlichen Wachstumsfaktoren, die das Krebswachstum stark fördern (→ Seite 73 ff.).

PROSTATAKREBS

Geschlechtshormone wie Östrogene und Dihydrotestosteron fördern die gutartige Vergrößerung der Prostata, die heute fast alle Männer betrifft. Saurer Urin führt zu einer chronischen Entzündung der vergrößerten Prostata, indem sich aus der Harnsäure proentzündliche Harnsäurekristalle bilden. Bakterielle Entzündungen, Karzinogene und ein Mangel an Schutzstoffen in der Ernährung verstärken die Entwicklung von entarteten Zellen. Aus chronischen Entzündungen entwickelt sich allmählich Krebs.

LEBERBESCHWERDEN

siehe »Darm- und Lebererkrankungen« (Seite 96 f.)

NIERENERKRANKUNGEN

Durch zu viel Tierprotein und Natriumchlorid und zu wenig Aufnahme von kaliumreichen Lebensmitteln sind auf Dauer die Nieren überfordert. Eine effektive Natriumausscheidung ist nicht mehr möglich. Natriumchlorid, also Salz, das meist in unseren verarbeiteten Lebensmitteln und in unserem Brot, Wurst und Käse versteckt ist, und tierisches Protein fördern die Entstehung von Nierensteinen. Der Gegenspieler Kaliumcitrat aus Pflanzen schützt die Nieren und senkt die Ammoniakbildung in den Nieren.

Bei einer proteinreichen, kaliumarmen Ernährung verwenden die Nieren Ammoniak als Puffer der ausscheidungspflichtigen Säurelast. Das hochtoxische Ammoniak schädigt auf Dauer jedoch die Nieren und auch anderes Gewebe. Diese Effekte wirken über Jahrzehnte. Natriumchlorid fördert die Fibrosierung der Nieren. Das hoch spezialisierte Nierengewebe wird dabei in Bindegewebe umgewandelt und kann seine Aufgaben nicht mehr erfüllen (→ Seite 111 ff.). Langfristige Folgen der latenten Azidose sind Nierensteine, die Abnahme der Nierenfunktion bis zur Niereninsuffizienz, und terminales – das ist das Endstadium – Nierenversagen. Beim terminalen Nierenversagen ist eine Nierenersatztherapie – Dialyse oder Nierentransplantation – notwendig. Kaliumcitrat ist der medizinische Klassiker in der Prophylaxe und Therapie von Nierensteinen. Kalium verlangsamt den normalen, altersbedingten Rückgang der glomerulären Filtrationsrate und verlangsamt das Fortschreiten von chronischen Nierenerkrankungen. Die glomeruläre Filtrationsrate gibt die Menge an Primärharn an, die von beiden Nieren pro Zeit gebildet wird. Ein Glomerulus ist ein kleines Gefäßknäuel und meint hier die Glomeruli des Nierengewebes, wichtige Bestandteile der Nierenkörperchen. Niereninsuffizienz ist eine wesentliche Komponente bei der Zunahme unserer Zivilisationserkrankungen und eng verbunden mit unserer salz-

und proteinreichen, relativ kaliumarmen Ernährung.
Ist die Niere zu sehr geschädigt, kann sie Kalium nicht mehr ausreichend ausscheiden. Dann muss der Betroffene seine Kaliumzufuhr entsprechend anpassen. Hier liegt auch immer eine metabolische Azidose vor, die allerdings nur mit magensaftresistentem Natron behandelt werden kann. Das ist sicher nicht optimal, aber die einzige Option bei Nierenversagen.
Viel besser ist es natürlich, rechtzeitig seine Nieren zu pflegen und es nicht so weit kommen zu lassen. Hier helfen reichlich pflanzliche Rohkost und Nahrungsergänzungsmittel mit Kalium-, Kalzium- und Magnesiumcitrat.

ÖDEMBILDUNG

Natriumchlorid fördert die Ansammlung von Wasser in Zellen und Bindegewebe. Kalium fördert die Diurese, die Entwässerung, indem dieser Mineralstoff die Natriumausscheidung fördert und dessen Einlagerung im Bindegewebe entgegenwirkt. Kalium ist das gesunde Entwässerungsmittel der Natur. Geschwollene Lider oder Lidödeme können zum Beispiel ein Hinweis sein auf Schlafmangel, Bluthochdruck, eine Nieren- oder eine Herzschwäche.

OSTEOPOROSE

Tierisches Protein und Natriumchlorid wirken ungünstig auf die Knochendichte. Eine chronische, latente Azidose verursacht einen Kalium- und Magnesiummangel im Zellzwischenbereich und einen Kalziumverlust aus den Knochen. Natriumchlorid erhöht das Osteoporoserisiko, während Kalium den Kalziumabbau aus den Knochen verringert sowie die Ausscheidung von Kalzium über die Nieren. Kalium stimuliert die knochenbildende Aktivität der Osteoblasten und hemmt die knochenabbauende Aktivität der Osteoklasten.

SCHLAGANFALL

Zu viel Natriumchlorid erhöht das Schlaganfallrisiko. Kalium normalisiert das Schlaganfallrisiko. Schlaganfall ist eine Folge von Gerinnungsstörungen und der durch Bluthochdruck und durch Arteriosklerose verengten Gefäße. Ein hohes Natrium-Kalium-Verhältnis begünstigt die Entstehung von Schlaganfall, weil die Blutgefäße und roten Blutkörperchen durch Natrium verhärten und durch Kalium elastisch werden. Ein mit Natrium und Kalzium überladenes rotes Blutkörperchen ist hart und unflexibel und kann die Kapillaren nicht mehr gut passieren. Dr. Jacob spricht in diesem Zusammenhang von »Erythrozytenstarre«. Die Kombination aus verhärteten Arteriolen, das sind die kleinsten Arterien, und verhärteten roten Blutkörperchen kann tödlich sein und zum Beispiel einen Schlaganfall auslösen.

(CHRONISCHE) SCHMERZEN

Säure führt zu Schmerzen, wie zahlreiche Untersuchungen belegen. Bei chronischen Schmerzen sollte daher an eine chronisch latente Azidose gedacht werden. Im Kapitel über die extrazelluläre Matrix (→ Seite 37 ff.) habe ich beschrieben, wie die Zelle bei einem zu sauren Milieu vom Citratzyklus auf Milchsäuregärung umschaltet, was zu einer lokalen Übersäuerung des Gewebes führt. Durch Azidose-Massagen nach Dr. Collier verschwinden daher nicht nur Säuren, sondern auch Schmerzen.

Was haben Schmerzen außerdem mit Übersäuerung zu tun? Es gibt Ionen-Kanäle, welche pH-Werte zwischen 4.0 und 8.0 wahrnehmen und darauf reagieren. Diese Kanäle sind für Mineralstoffe wie Salz, Kalium und in einigen Fällen für Kalzium durchlässig. Wenn der pH-Wert in der extrazellulären Matrix zu sauer wird, signalisieren die Ionenkanäle dies mit Schmerzen. Im Nervensystem können sie auch zum Azidose-induzierten Tod von Neuronen führen. Bei hohen Säurewerten werden Verhaltensmuster wie diffuse Ängste oder Aggressionen ausgelöst. Forscher vermuten, dass Ionen-Kanäle bei einem zu sauren Zellmilieu auch Migräne auslösen können.

(ALLGEMEIN ERHÖHTES) STERBERISIKO

Eine pflanzenbasierte Ernährung und allgemein gesundheitsbewusste Lebensweise senken in zahlreichen Studien deutlich das Sterberisiko in Zusammenhang mit Herz-Kreislauf-, Krebs-, Stoffwechsel-, Atemwegs- und Magen-Darm-Erkrankungen. Vegetarier und Veganer haben niedrigere Cholesterinwerte, weniger Körperfett, niedrigeren Blutdruck, weniger Diabetes und weniger oxidativen Stress. Auch hierbei dürfte das Natrium-Kalium-Verhältnis eine besonders wichtige Rolle spielen: Ein ungünstiges Verhältnis erhöht das Gesamtsterblichkeitsrisiko und das Risiko durch kardiovaskuläre Erkrankungen jeweils um 46 Prozent und das Risiko durch ischämische Herzerkrankungen sogar um 115 Prozent. Eine Erhöhung der Natriumzufuhr geht pro 1000 Milligramm Natrium/Tag mit einem um 20 Prozent gesteigerten Risiko der Gesamtmortalität einher. Dagegen senken 1000 Milligramm Kalium jeweils die Sterblichkeit um 20 Prozent.[32]

Fazit: Übersäuerung – Ursache vieler Zivilisationserkrankungen

Zu viel säurebildendes Natriumchlorid und zu wenige basenbildende Kaliumverbindungen in der Ernährung fördern die latente Azidose. Kalium gleicht den Säure-Basen-Haushalt aus. Natrium hemmt die Aktivität der Natrium-Kalium-Pumpe, Kalium steigert ihre Aktivität. Die Natrium-Kalium-Pumpe ist wichtig für die Spannung unserer Zellbatterie (Membranpotenzial) für den richtigen pH-Wert innerhalb und außerhalb der Zelle, der über die gesunde Funktion der Zelle entscheidet. Zellgesundheit ist sozusagen unser wahrer Wohlstand. »Cell health is true wealth«, heißt es im Englischen. Tierisches Protein mit seinem Reichtum an Methionin und sehr gut resorbierbarem Phosphat ist deutlich säurebildender als pflanzliches Protein. Besonders betroffen von einer latenten Azidose sind ältere Menschen, Übergewichtige, Diabetiker, Frauen nach der Menopause, Low-Carb-Anhänger, Sportler und Dauergestresste. Diese Bevölkerungsgruppen sollten unbedingt auf eine ausreichende Zufuhr von Basen- und Mineralstoffen achten. Gemüse, Kräuter und Obst sind reich an Kalium, Magnesium und Kalzium und wirken im Stoffwechsel basenbildend.

Stress fördert Übersäuerung – und auch Bewegungsmangel. Bei Bewegung werden über die Haut und Nieren Säuren ausgeschieden und durch die vertiefte Atmung Kohlensäure abgeatmet. Daher ist ein Bewegungsprogramm – kein Leistungssport! – wichtig für das Säure-Basen-Gleichgewicht, und ein effektives Programm zur Entspannung und für Stressabbau wie Reiki, autogenes Training oder Meditation. Wie Sie in diesem Buch erfahren, ist Übersäuerung die Grundlage für unsere Zivilisationserkrankungen. Nur, wenn wir uns für eine Ernährungs- und Lebensweise entscheiden, welche die Balance der Säuren und Basen zum Ziel hat, können wir die Vorteile unseres Wohlstandes genießen, ohne den hohen Preis in Form von Zivilisationserkrankungen, verfrühter Alterung und vorzeitigem Tod.

Praxisteil: Basische Ernährung und Lebensweise

Lebensmittelkunde – Gemüse und Obst statt Fleisch, Wurst und Käse

Zahlreiche Studien zeigen, dass unser Stoffwechsel nicht an die moderne, einseitige Ernährungs- und Lebensweise angepasst ist und daher schleichend übersäuert. Der Körper besitzt umfangreiche Puffersysteme und Ausscheidungswege, um Säuren aus dem Stoffwechsel zu neutralisieren oder auszuscheiden. Die Leber als wichtigstes Entsäuerungsorgan baut die Stoffwechselsäuren ab, die Lunge verarbeitet flüchtige Säuren über das Abatmen von Kohlendioxid, und die Nieren scheiden die sogenannten fixen Säuren wie Phosphor-, Schwefel- und Salzsäure als Phosphat-, Sulfat- und Chlorid-Ionen aus. Die fixen Säuren sind die gefährlichen, die aggressiven, reaktionsfreudigen oder starken Säuren. Sie müssen durch Kalium, Natrium, Magnesium oder Kalzium gebunden und damit unschädlich gemacht werden. Flüchtige Säuren sind also nicht das Problem, sondern anorganische Verbindung wie saure Phosphat-, Sulfat- und Chlorid-Ionen, die nicht abgebaut werden können und daher über die Niere ausgeschieden werden müssen. Chlorid-, Phosphat- und Sulfatverbindungen sind in Maßen essenzielle Nährstoffe für unseren Körper. Die sich daraus ableitenden anorganischen Säuren Salzsäure, Phosphorsäure und Schwefelsäure sind besonders stark und aggressiv und darüber hinaus fixe Säuren, die nicht verstoffwechselt werden können. Salzsäure wird dem Körper durch Salz und Mineralwasser zugeführt, Sulfat durch Proteine, Konservierungsstoffe und Würzmittel und Phosphat aus Backwaren, Käse, Cola, Lebensmittelzusatzstoffen, Wurst und Fleisch. Chlorid fördert zum Beispiel Bluthochdruck, und Phosphat schädigt die Nieren und führt zur Verkalkung der Blutgefäße. Die organischen Säuren Zitronensäure aus Gemüse und Obst, Milchsäure aus milchsauer vergorenen Lebensmitteln, Apfelsäure aus Früchten und Essigsäure aus Essig sind deutlich weniger aggressiv und können einfach im Körper abgebaut werden. Zitronen fördern die Entsäuerung.

Säurebelastung durch tierische Lebensmittel

Eine starke Säurebelastung überfordert auf Dauer die Puffersysteme des Körpers, es kommt zu einer latenten metabolischen Azidose. Der Säure-Basen-Haushalt ist gestört, und der Entstehung von chronischen Erkrankungen wird damit Tor und Tür geöffnet. Die starken fixen Säuren greifen Knochen, Bindegewebe und Körperzellen an. Sie verursachen dabei Schmerzen und vielseitige Beschwerden. Die übermäßige Aufnahme an fixen Säuren über die Nahrung – zum Beispiel in Form von zu viel Wurst, Fleisch und Käse – überfordert die entsäuernden Organe Leber und Niere und schädigt sie auf Dauer, was ihre Funktion beeinträchtigt und zum Beispiel zu einer Niereninsuffizienz führen kann. Tiereiweiß enthält im Vergleich zu Pflanzeneiweiß deutlich mehr schwefelhaltige Eiweißbausteine, insbesondere die schwefelhaltige Aminosäure Methionin, was zur Bildung von fixen Säuren im Körper führt. Dies wurde, so moniert Dr. Jacob, bisher nicht in der potenziellen Säurelast von Lebensmitteln, dem PRAL-Wert – von »potential renal acid load«, potenzielle Säurebelastung der Nieren – berücksichtigt. Tatsächlich sind tierische Proteinträger saurer, als die PRAL-Tabelle angibt, pflanzliche aber basenbildender. Auch die besonders schädliche Wirkung von Natriumchlorid wird in der PRAL-Tabelle unterschätzt. Trotz ihrer Schwächen ist die PRAL-Tabelle ein wertvolles Werkzeug zur ungefähren Berechnung der täglichen Säurelast. Als Säuren werden dabei Chlorid, Schwefelverbindungen und Phosphor berücksichtigt. Der Wert bezieht sich auf 100 Gramm eines Nahrungsmittels. Positive PRAL-Werte stellen eine Säurebelastung dar, negative PRAL-Werte entlasten die Nieren, indem sie Säuren neutralisieren. Zitronensaft etwa hat einen PRAL-Wert von –2,5, Schmelzkäse dagegen kommt auf 28,7. Zitronensaft entsäuert, Schmelzkäse verstärkt massiv die Säurelast.

Beim Abbau des tierischen Eiweißes wird Ammoniak gebildet, was im Körper etwa 1000-mal giftiger als Alkohol wirkt. Dieses Eiweißendprodukt blockiert den Energiestoffwechsel und den Abbau von Stoffwechselsäuren in der Leber. Bei den meisten Menschen ist das Bindegewebe übersäuert, der Dickdarm jedoch zu basisch. In einem basischen Dickdarm entstehen bei der Eiweißverdauung verstärkt leberbelastende Stoffwechselgifte. Ein basischer Dickdarm resorbiert Ammoniak als Gas komplett und belastet damit die Leber, das wichtigste Organ im Säure-Basen- und Energiehaushalt. »Die Leber leidet unter einem Ammoniak-Kater«, so Dr. Jacob. Der Mensch fühlt sich dadurch energie- und kraftlos. Die Leber besitzt keine Schmerzrezeptoren, durch die sie Alarm schlagen könnte.

Nach der Leber sind die Nieren das wichtigste Säure-Ausscheidungsorgan. Die meisten Menschen verlieren im Laufe ihres Lebens die Hälfte ihrer Nierenfunktion, da die Nieren durch die auszuscheidenden Säuren und Stoffwechselgifte geschädigt werden. Durch die Übersäuerung kommt es zu Citratmangel in den Nierenzellen und dadurch zur Bildung von Nierensteinen. Mit abnehmender Nierenfunktion werden die Säuren nicht mehr ausreichend ausgeschieden, und es entsteht ein Teufelskreis.

Die Regulation des Säure-Basen-Haushalts hängt unmittelbar mit dem Elektrolythaushalt bzw. dem Mineralstoff-Haushalt zusammen. Eine Belastung des Körpers durch reaktionsfreudige und nierenpflichtige Sulfat-, Phosphat- und Chloridverbindungen muss unbedingt durch die ausreichende Aufnahme von positiv geladenen Ionen ausgeglichen werden. Hierbei spielt Kalium aus Gemüse und Obst eine herausragende Rolle.

Der pH-Wert des Urins – Maß für das Säure-Basen-Gleichgewicht

Säuren und Basen werden über ihren pH-Wert definiert. Der pH-Wert stellt ein Maß dar für die Konzentration an Wasserstoff-Ionen in einer Lösung. Basen reagieren mit Säuren zu Wasser und Salz. Eine Base ist das Gegenstück zu einer Säure und vermag diese zu neutralisieren. Ein pH-Wert von 0 bis 7 ist sauer, ein pH-Wert von 7 bis 14 ist basisch.

Durch die Messung des Urin-pH-Wertes mit Messstreifen bietet sich eine einfache Möglichkeit, wie sich die aktuelle Stoffwechselsituation über die Ausscheidungsfunktion der Nieren darstellt. Urin-pH-Teststreifen bekommen Sie in jeder Apotheke oder auch bei Dr. Jacob's (→ Hilfreiche Links, Seite 185). Der Urin-pH-Wert schwankt natürlicherweise zwischen 5,0 und 7,5. Ein einzelner Wert ist nicht aussagefähig. Sie sollten über drei Tage hinweg jeweils etwa sechs bis sieben Messungen über den Tag verteilt durchführen. Der Morgenurin ist normalerweise sauer unter einem pH-Wert von 7, da der Körper nachts verstärkt Säuren ausscheidet.

Beim gesunden Menschen gibt es nach jeder Mahlzeit zur Einleitung der Verdauung eine Basenflut. Das Ergebnis direkt nach einer Mahlzeit sollte also basisch sein mit einem pH-Wert über 7. Es wird empfohlen, den Urin-pH-Wert auch vor und ein bis zwei Stunden nach einer Mahlzeit zu messen. Im Tageslauf sollte er eine dynamische Kurve ergeben. Die Ergebnisse kann man in ein Diagramm eintragen, ein solches liegt der Packung einiger pH-Streifen bei.

Ständig saure Werte deuten auf eine deutliche Übersäuerung hin. Dauerhaft basische Werte sind kein Zeichen von Gesundheit, sondern können auf einen Harnwegsinfekt, die Nebenwirkungen bestimmter Medikamente oder eine starke Übersäuerung hinweisen. Wenn der Körper Säuren nicht mehr über die Nieren ausscheiden kann, ist der Urin basisch. Bei einer starken Übersäuerung verwenden die Nieren toxisches Ammoniak als Notpuffer, dieses macht den Urin basisch und verleiht ihm einen typischen aggressiven Geruch. Katzenurin ist zum Beispiel reich an Ammoniak, was ein wesentlicher Grund ist, dass Katzen oft an Nierenversagen sterben.

Ein Basenmittel auf Citratbasis sollte so dosiert werden, dass der Morgenurin bei einem pH-Wert von ca. 6,5 liegt. Die Säure-Basen-Diagnostik über den Urin-pH-Wert gibt gute Hinweise auf die Säure-Basen-Regulation.

Der Wandel zur Fast-Food-Nation

Ich habe mir 2004 zusammen mit meinen Kindern den Film »Super Size Me« angeschaut. Wir waren schockiert. Ein gesunder, schlanker junger Mann ernährt sich einen Monat hauptsächlich von Fast Food und ab und zu einem Salat. Nach vier Wochen sind seine Leberwerte so katastrophal wie bei einem Alkoholiker, er hat Übergewicht, kommt nur unter Schnaufen die Treppe hoch, ist ständig erschöpft und müde, und er ist impotent. Seine Beschwerden regulieren sich zwar wieder, aber das dauert ein Dreivierteljahr.

Unsere Gesellschaft wird zur Fast-Food-Nation, diese Welle schwappt aus den USA über den Atlantik zu uns. Selbst Kochen kommt aus der Mode. Wer nicht mehr selbst kocht, sondern nur noch Fertiggerichte in die Mikrowelle schiebt, gibt ein schlechtes Beispiel ab, wenn er Kinder hat. Was Hans nicht lernt, lernt Hänschen nimmermehr. Für viele Menschen ist diese Maxime wichtig bei der Nahrungsauswahl: Es soll preiswert und schnell zuzubereiten sein, lecker schmecken und satt machen. Kein Wunder, dass die Lebensmittelindustrie fast in alles Essen Zucker, Fett und Salz hineingibt. Diese drei Stoffe gab es in der Frühzeit des Menschen selten. Belohnungssysteme im Gehirn werden noch immer getriggert, damit der Mensch viel davon isst, sozusagen auf Vorrat. Hinzu kommen Konservierungs- und Geschmacksstoffe. Ein Kind, das hauptsächlich von Fertiggerichten bzw. Fast Food lebt, findet meist frisch Gekochtes wie Gemüse vom Geschmack her langweilig. Warum? Es fehlen die gewohnten Geschmacksverstärker. Vor allem industriell verarbeitete Lebensmittel verlieren ihren natürlichen Gehalt an basisch wirkendem Kalium, Magnesium und Kalzium und werden zudem künstlich angereichert mit Salz bzw. Natriumchlorid und Phosphat. Ein Beispiel: Während Kartoffeln im Organismus basisch verstoffwechselt werden, fördern Kartoffelchips und Pommes frites die Übersäuerung. Der verbreitete Bewegungsmangel sowie Stresshormone begünstigen zusätzlich eine saure Stoffwechsellage. Eine latente metabolische Azidose oder eine Übersäuerung des Stoffwechsels verläuft über Jahre ohne akute Symptome und findet daher auch keine Beachtung und bleibt oft über Jahrzehnte unentdeckt. Ein gestörter Säure-Basen-Haushalt fördert jedoch langfristig die Entstehung von chronischen Erkrankungen.

Dr. Jacobs Ernährungspyramide (→ Seite 123) fasst in der »Kategorie 4« Lebensmittel und Getränke mit einer sehr hohen Kalorien- sowie geringer Vitalstoffdichte und weiteren gesundheitsschädlichen Inhaltsstoffen zusammen. Sie zeichnen sich alle durch einen hohen Gehalt an Fett, Zucker, Salz, Röstprodukten, einen niedrigen Kaliumgehalt oder einen hohen Verarbeitungsgrad aus. Ein hoher Verzehr kann zu Stoffwechselstörungen und Gewichtszunahme führen und die pH- und Insulin-Balance belasten.

Chips, Burger und Pommes frites enthalten wenig Gesundes, aber viel Ungesundes. Ebenso wie Milchschokolade und andere Süßigkeiten, zucker- und phosphorsäurehaltige Softdrinks und Spirituosen gehören auch frittierte oder stark gebratene Gerichte in diese Kategorie. Werden Softdrinks zu einer Mahlzeit getrunken, erhöhen sie stark die Insulinausschüttung. Zur Kategorie 4 gehören Fleisch, süßes und salziges Gebäck, Wurst, Fast Food, Chips, Softdrinks, Zucker, Fett, fettreiche Milchprodukte wie Sahne, Käse und Butter, Salz, Spirituosen, aber auch gebratener, gegrillter, geräucherter oder stark gesalzener Fisch. Fettreiche Milchprodukte sowie Fleisch- und Wurstprodukte enthalten viele gesättigte Fette, entzündungsfördernde Arachidonsäure, Cholesterin, methioninreiches tierisches Eiweiß, Purine, Salz und möglicherweise Schadstoffe über die Anreicherung in der Nahrungskette. Bei der Zubereitung besteht die erhöhte Gefahr, dass krebserregende oder krebsfördernde Stoffe entstehen, wie zum Beispiel Benzopyren beim Braten oder Grillen von Fleisch.

Softdrinks fördern die Verfettung der Eingeweide – viszerales Bauchfett – und der Leber. In Softgetränken findet sich ein Fruktose-Glukose-Sirup sowie Haushaltszucker bzw. Saccharose, die zu gleichen Teilen aus Glukose und Fruktose besteht. Fruktose wird fast vollständig von der Leber aufgenommen und in Glukose, Glykogen, Laktat und vor allem Fett umgewandelt. Fruktose regt besonders die Fettbildung in der Leber an. Der Harnsäurespiegel, die Blutfettwerte und der oxidative Stress steigen, und der Spiegel vom »guten« HDL-Cholesterin sinkt. Eine Insulinresistenz und die Entwicklung von verschiedenen Krebserkrankungen werden gefördert. Ein erhöhter Harnsäurespiegel beeinträchtigt den Blutdruck und die Nierenfunktion negativ.

Menschen mit einer Fettleber haben einen zwei- bis dreifach erhöhten Konsum von Fruktose wie Menschen mit gesunder Leber.

Vermehrter Softgetränkekonsum hat nicht nur eine Auswirkung auf die Lebergesundheit, sondern fördert auch eine Gewichtszunahme und damit die Ausbildung eines metabolischen Syndroms. Zur Verstoffwechslung von Fruktose wird Kalium benötigt, was das Säure-Basen-Gleichgewicht in Richtung »sauer« belastet. Fruktose in Obst flutet wegen der darin enthaltenen Faserstoffe viel langsamer an und wird daher viel besser verstoffwechselt. Früchte enthalten außerdem Kalium und Magnesium, die in Softgetränken und Industrieprodukten fehlen. Obstsäfte sind keine vollständigen Lebensmittel und sollten mit Wasser mindestens 1 zu 2 verdünnt werden. Besonders hohe Insulinausschüttungen provoziert die Kombination von schnell verfügbaren Kohlenhydraten mit tierischem Protein, wie sie zum Beispiel in einem Burger, Milchshake, Steak mit Kartoffeln oder Pizza mit Cola vorliegt. Der Blutzucker- und Insulinspiegel kann dadurch besonders stark ansteigen. Verarbeitete Fleischprodukte fördern nicht nur die Entstehung von Krebs, sondern auch die Entstehung eines Diabetes mellitus Typ 2.

In Burgern und Fast Food finden sich besonders konzentriert gesättigte und stark verarbeitete Fette, das sind gefährliche Transfettsäuren. Der Elektronenfluss der Zell-Atmungskette wird gestört, die Energieproduktion der Zelle in den Mitochondrien massiv erschwert.

Menschen, die viel Fleischerzeugnisse essen, haben ein erhöhtes Risiko, an Krebs und Herz-Kreislauf-Erkrankungen zu sterben. Der Verzehr von tierischen Lebensmitteln erhöht das Risiko für Diabetes und Erkrankungen der Herzkranzgefäße. Langzeitfolgen einer fleischbasierten Ernährung können sein die Beeinträchtigung des Energie- und Säure-Basen-Haushalts, eine Nieren- und Leberbelastung, die Bildung von Nierensteinen, Gelenkbeschwerden, Neigung zu Entzündungen, eine psychische Unausgeglichenheit, eine mangelnde Belastbarkeit und das metabolische Syndrom. Nierenversagen ist eng verbunden mit einer salz- und proteinreichen, kaliumarmen Ernährungsweise.

Von einem Burger stirbt niemand. Aber eine Ernährung reich an Fast Food wirkt gesundheitlich negativ über Jahrzehnte und kann sogar die Intelligenz mindern und die Entstehung von Demenz fördern. Menschen fällt es oft schwer, eine Ursache-Wirkung-Beziehung zwischen Ernährung und der Entstehung von Krankheiten zu erkennen, obwohl, so Dr. Jacob, »diese in höchstem Maße wissenschaftlich belegt ist«.

Chronisch gesund statt chronisch krank – Dr. Jacobs Weg zur nachhaltigen Gesundheit

Ich habe bereits die gesundheitlichen Herausforderungen beschrieben, die unsere moderne Zivilisationskost und unsere moderne Lebensweise mit sich bringen. Vielleicht haben Sie sich beim Lesen schon gefragt: Ja, was soll ich denn jetzt noch essen? Wie sieht eine gesunde Lebensweise aus, die nicht nur dem Leben mehr Jahre, sondern auch den Jahren mehr Leben schenkt, also Lebensqualität? Sie möchten vielleicht noch mit über achtzig fit genug sein, um das Leben zu genießen, zu reisen und mit Ihren Enkelkindern zu spielen.

Der Schwerpunkt vom Dr. Jacobs Weg ist eine Ernährungsweise, welche Zivilisationskrankheiten vorbeugt, behandeln hilft und so nachhaltige Gesundheit schenkt. Weitere Aspekte wie Bewegung, Atmung, gesunder Schlaf und Entspannung werde ich in einem eigenen Kapitel weiter hinten im Buch erläutern (→ Seite 135 ff.). Dr. Jacobs Weg stützt sich also auf verschiedene Säulen. Allein die Ernährung schenkt uns keine dauerhafte strahlende Gesundheit. Aber ohne eine gesunde, sozusagen artgerechte Ernährung greifen alle anderen Methoden zu kurz. Die Säulen seiner gesunden Lebensweise nennt Dr. Jacob »Gesund essen mit Genuss«, »Entspannen mit Tiefenatmung« und »Bewegen mit Freude«. Dr. Jacob stellt in seinem Standardwerk noch einmal unmissverständlich klar: »Das tödliche Quartett aus Bauchfettleibigkeit, Insulinresistenz, Fettstoffwechselstörung und Bluthochdruck hat seine Entsprechung in einer Ernährung auf Basis der vier Grundzutaten der Zivilisationskost: Fleisch- und Milchprodukte, Zucker und Salz.«

Nahrungsmittel mit einer hohen Kaloriendichte, die gleichzeitig vitalstoffarm sind, überlasten unsere Stoffwechselorgane. Seit Jahrmillionen sind wir aber an energieärmere und vitalstoffreichere Lebensmittel genetisch angepasst. »Raser« in Form von einfachen Kohlenhydraten wie aus Weißmehl und Zuckrigem sowie ein Übermaß an tierischem Eiweiß im Verbund mit zu viel trägem Fett behindern sich gegenseitig und führen zu »Verkehrsstaus«, durch die Stoffwechselprozesse zum Erliegen kommen. Der übliche Fettverzehr hemmt unser Enzymsystem. Glukose oder Zucker sowie Eiweiße werden rückgestaut und finden sich bei Personen mit viel Bauchfett in erhöhter Konzentration im Blut wieder. Kein Wunder, dass solche Mahlzeiten müde machen. Sie stellen eine ständige Überforderung unseres Organismus dar.

Für die effektive Verarbeitung der Makronährstoffe wie Kohlenhydrate und Eiweiß fehlen in der vitalstoffarmen Nahrung die Mikronährstoffe Kalium und Magnesium. Das volle Weizenkorn steckt voll davon, Weißmehl dagegen hat bis zu 99 Prozent weniger Magnesium. Ein Mangel führt auf Dauer zu einer Insulinresistenz und damit Diabetes Typ 2. Man könnte von Nährstoffstau bei gleichzeitigem Vitalstoffmangel sprechen. Der Stoffwechsel wird störanfälliger und erlahmt. Wenn der Stoffwechsel-Müll nicht entsorgt wird, bleibt er an den Arterieninnenwänden kleben und verengt unsere Lebensadern. Eine schlechte Durchblutung und Arteriosklerose behindern die Sauerstoff- und Nährstoffversorgung und verlangsamen damit den Fluss des Lebens. Gefäßschäden kann man gut sehen, allerdings sind die Schäden in den Körperzellen und ihren Kraftwerken, den Mitochondrien, nicht weniger problematisch und dramatisch. Zellgesundheit ist unser wahrer Wohlstand!

Unser Stoffwechsel ist nicht unbegrenzt belastbar. Pro Zeiteinheit hat der Stoffwechsel nur eine bestimmte Verarbeitungskapazität. Verarbeitete Nahrungsmittel auf Basis von Fleisch, Milch, Zucker und Salz wirken wie ein Nährstoff-Tsunami, der den Boden – unsere Körpersubstanz – mehr zerstört als nährt. Physiologischer und gleichzeitig sehr schmackhaft wäre eine »Verkehrsentspannung« durch eine umsichtigere Fahrweise in Form der Umstellung auf eine vielseitige, pflanzenbasierte Ernährung. Natürliche, überwiegend pflanzliche Ernährung gleicht im Gegensatz zum beschriebenen Nährstoff-Tsunami einem Landregen, der kontinuierlich Leben spendendes Nass liefert. Wenn Sie Dr. Jacobs Weg einer gesunden Ernährung und Lebensweise einschlagen, werden Sie genau dies erleben: Es ist so, als wenn endlich der lang ersehnte Regen auf ein Stück ausgedorrter Erde fällt. Der Mensch atmet auf. Neues Leben kehrt zurück.

Die richtige Ernährung für den modernen Menschen

Steinzeit-Diäten sind en vogue, aber für den modernen Menschen nicht angemessen. Die heutige Belastung von Gehirn und Nervensystem ist deutlich höher als vor Tausenden von Jahren. Wir benötigen eine Nahrung mit hoher Vitalstoff- und niedriger Energiedichte. Für die Funktion unseres Nervensystems, aber auch für den Herzmuskel und für den Blutdruck eines gestressten Zivilisationsmenschen von heute sind basisch wirkende Kalium-, Magnesium- und Kalziumverbindungen in Gemüse, Kräutern und Obst sowie eine geringe Zufuhr von Kochsalz oder Natriumchlorid äußerst wichtig. Das natürliche Verhältnis von Magnesium zu Kalzium ist 2:3 wie in Gemüse und Obst, und nicht 1:10 wie in Milch und Milchprodukten.

Pflanzliche Nährstoffe führen zu einer physiologisch normalen Anflutung von Makronährstoffen, Hand in Hand mit Mikronährstoffen, welche alle Stoffwechselprozesse normalisieren und optimieren. Wir fahren entspannt, statt im Verkehrschaos festzustecken. Mit hoher Wahrscheinlichkeit erreichen wir auf diese Weise das Ziel eines gesunden und hohen Alters.

Die ursprüngliche deutsche und asiatische Ernährung war kohlenhydratreich, enthielt aber relativ wenig tierisches Protein, Fett, Salz und Zucker. Es wurden statt Industrieprodukte ausschließlich natürliche Lebensmittel verzehrt. Die Kohlenhydratträger waren vollwertig und lieferten auch wertvolle Vitalstoffe für den Stoffwechsel. Zucker und Weißmehl hingegen liefern viel kurzzeitige Energie, aber wenig Vitalstoffe für die Stoffwechselfunktionen. Der Konsum tierischer Fette hat sich in Deutschland seit Ende des 18. Jahrhunderts und in vielen Ländern Asiens in den letzten Jahrzehnten verdreifacht. Der Konsum von tierischem Protein hat sich in der gleichen Zeit etwa verfünffacht und der Zuckerkonsum vervielfacht. Die Kombination von zu vielen gesättigten Fettsäuren, Industriezuckern und viel tierischem Protein zusammen mit Bewegungsmangel fördert die Entstehung von Fettleber, Fettstoffwechselstörungen und Insulinresistenz, alles Symptome, die früher so gut wie unbekannt waren und nur in der reichen Oberschicht auftraten. Hohe Pegel von Aminosäuren gehen mit viel Bauchfett einher, was – wie neue Studien zeigen – ein zuverläs-

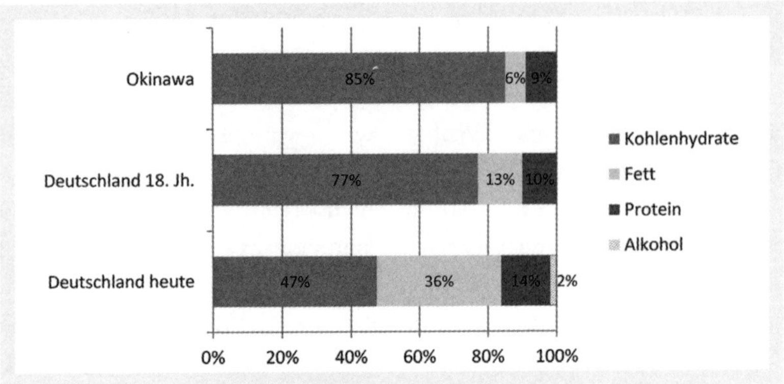

Anteile der Hauptnährstoffe an der Energieaufnahme in der Ernährung der Deutschen und der traditionellen Bewohner Okinawas

siger Frühindikator für einen Diabetes darstellt. Viel tierisches Protein macht nicht schlank, sondern dick.

Unser Energiebedarf ist bereits mit gesättigten Fettsäuren und schnell resorbierbaren Kohlenhydraten gedeckt. Das überschüssige Fett aus der heutigen Zivilisationskost wird daher nicht mehr abgebaut. Die Zunahme freier Fettsäuren im Blut ist ein Hauptgrund für Insulinresistenz und damit Diabetes. Aus überschüssigen Fettsäuren und Kohlenhydraten wird verstärkt gesundheitlich bedenkliches Cholesterin gebildet. Isolierte, schnell anflutende Zucker wie Haushaltszucker oder Fruktose-Glukose-Sirup sind besonders ungünstig, weil die darin enthaltene Fruktose nur in der Leber verstoffwechselt wird. Die Kombination von Einfachzuckern mit tierischem Protein, wie in einem Milchshake, erzeugt eine besonders hohe Insulinausschüttung, welche den Fettaufbau fördert und den Fettabbau hemmt.

Pflanzliche Proteinquellen sind gesünder als tierische

Sie werden bei den Rezepten in diesem Buch keine Tierprodukte finden. Das ist kein Zufall. Sie sind nicht nur nicht nötig für eine gesunde Ernährung, sondern sogar kontraproduktiv. Bei einigen Stoffen kann die Versorgung bei einer veganen, also rein pflanzlichen Ernährung kritisch sein. Dies trifft aber auch auf Mischköstler zu. Im ersten Teil dieses Ratgebers bin ich bereits ausführlich auf die Problematik von Lebensmitteln tierischen Ursprungs eingegangen (→ u.a. Seite 62 f., 66 ff.).

Ein Stoff, dessen Aufnahme bei veganer Ernährung kritisch sein kann, ist die Aminosäure Lysin. Sie ist in Getreidegerichten nur in geringen Mengen vorhanden. Lysin muss der Mensch mit der Nahrung aufnehmen, er kann diese Aminosäure nicht selbst bilden. Daher sollten Veganer viel Pseudogetreide wie Amaranth, Buchweizen und Quinoa essen sowie Hülsenfrüchte wie Erbsen, Linsen, Bohnen, Sojabohnen und Kichererbsen. Alle diese Lebensmittel sind gute Lysin-Quellen. Rohköstler sollten besonders auf eine lysinreiche Kost achten, weil Hülsenfrüchte nicht roh verzehrt werden können, und unter Umständen auf Nahrungsergänzung wie beispielsweise »Amino-Base« oder »Regenerat immun« von Dr. Jacob's zurückgreifen, um den täglichen Bedarf sicher zu decken.

Tierische Lebensmittel wie Fleisch, Wurst, Fisch und Käse enthalten reichlich Lysin. Die Gefahr beim Verzehr von Tierprodukten besteht darin, dass zu viel davon aufgenommen wird. Das hätte zwei negative Auswirkungen. Zum einen ist Lysin entscheidend für Eiweißspeicherkrankheiten verantwortlich. Zum anderen steht Lysin bei der Aufnahme im Darm mit der Aminosäure Arginin in Konkurrenz. Arginin ist besonders in pflanzlichem Protein aus Erbsen, Kichererbsen und Mandeln enthalten. Diese Aminosäure ist wichtig für die normale Ausscheidung überschüssigen Proteins und für die Synthese von Stickstoffmonoxid (NO). Zahlreiche Studien belegen, dass Kalium in Hülsenfrüchten hilft, den Blutdruck im Normbereich zu halten. Eine pflanzenbasierte Ernährung beugt nachweislich Bluthochdruck und Diabetes vor.

Tiereiweiß enthält im Vergleich zu Pflanzeneiweiß viel mehr schwefelhaltige Eiweißbausteine, insbeson-

Pflanzliche Lebensmittel	Lysin (mg/100 g)	Arginin (mg/100 g)
Erbse*	2130	3710
Erbse tiefgefroren	305	412
Sojabohne*	1900	2360
Sojadrink	200	233
Linse*	1890	2240
Weiße Bohne*	1870	1490
Kichererbse*	1370	1480
Kichererbse (Glas)	475	668
Quinoa	860	1103
Amaranth	847	1314
Buchweizen (geschält)	580	970
Mandel	580	2750

* Trockengewicht

Lysin- und Argininggehalt pflanzlicher Lebensmittel

dere die Aminosäure Methionin. Methionin führt zur Bildung von fixen Säuren im Körper. In Europa sind tierische Lebensmittel die Haupt-Eiweißquelle für eine zumeist mit Eiweiß überversorgte Bevölkerung. Alles überschüssige Methionin muss zum besonders ungesunden Homocystein abgebaut werden. Erhöhte Homocystein-Werte können die Blutgefäße schädigen sowie im Alter Demenz und Depressionen fördern. Interessant ist in diesem Zusammenhang, dass die menschliche Muttermilch genau wie pflanzliches Eiweiß relativ methioninarm ist, im Gegensatz zu Kuhmilch oder Fleisch. Kuhmilch hat die dreifache Gesamteiweißmenge mit der fast vierfachen Menge an Methionin und Lysin im Vergleich mit Muttermilch und stellt daher weder für Säuglinge noch für Erwachsene eine artgerechte Ernährung dar.

Das Fazit von Dr. Jacob lautet daher: »Pflanzliche Proteinquellen wie Hülsenfrüchte, Getreide, Nüsse und Samen sind kombiniert aufgrund ihrer Aminosäurenzusammensetzung deutlich gesünder als Fleisch- und Milchprodukte und sollten bevorzugt werden, um die negativen Gesundheitswirkungen einer tierproteinreichen Ernährung zu vermeiden. Basische Mineralstoffverbindungen aus Gemüse, Kräutern und Obst können diesen zudem entgegenwirken.« Es gibt viele Sportler, die Erfolge feierten bei rein pflanzlicher Ernährung. So gewann Carl Lewis viele Goldmedaillen und wurde 1999 vom olympischen Komitee zum »Sportler des Jahrhunderts« gewählt. Er ernährte sich rein pflanzlich. Dave Scott gewann mit einer veganen Ernährung sechsmal den legendären Ironman-Triathlon auf Hawaii. Der vegane Hürdenläufer Edwin Moses verlor acht Jahre lang kein einziges Rennen und gewann zwei olympische Goldmedaillen. Der vegan lebende Alexander Dargatz wurde 2005 Bodybuilding-Weltmeister. Patrik Baboumian gilt als kräftigster Mann Deutschlands. Er lebt seit 2006 vegetarisch und seit 2011 vegan. Immer mehr Prominente bekennen sich zu einer rein pflanzlichen Ernährung. Ex-US-Präsident Bill Clinton hatte Übergewicht und hohen Blutdruck. Seine Lieblingsspeisen waren Steaks und Fast Food. 2004 hatte er einen Herzinfarkt und bekam vier Bypässe und zwei Stents. Auf Anraten von Dean Ornish stieg er daraufhin auf reine Pflanzenkost um, weil er noch seine Enkel erleben wolle. Er habe elf Kilo verloren, fühle sich gesund, vermisse seiner eigenen Aussage zufolge nichts, und sein Verlangen nach Fleisch sei verschwunden.

Dr. Jacobs Ernährungspyramide

Sie kennen sicherlich Ernährungspyramiden. Der Sockel besteht aus Lebensmitteln, die man gern und regelmäßig essen soll. Ganz an der Spitze finden sich Nahrungsmittel, die man am besten gar nicht oder nur sehr selten verzehrt. Eine solche Ernährungspyramide hat auch Dr. Jacob entwickelt. Sie werden erkennen, dass sie in einigem von den Empfehlungen der Deutschen Gesellschaft für Ernährung (DGE) abweicht, die unter »ausgewogener Ernährung« zum Beispiel immer noch die Einbeziehung von Milchprodukten versteht.

KATEGORIE 1 – JE MEHR, DESTO BESSER!

In der Kategorie 1 finden sich Lebensmittel mit einer hohen Vitalstoff- und niedrigen Kaloriendichte wie Gemüse, die meisten Obstsorten, Kräuter und Gewürze. Alle diese Lebensmittel sind pflanzlichen Ursprungs und basenbildend. Daran kann man sich richtig satt essen. Mit Ausnahme von Vitamin B_{12} liefert eine ausgewogene Pflanzenkost fast alle essenziellen Vitalstoffe wie Vitamine, Mineralstoffe, Spurenelemente und Antioxidantien, die der Körper braucht. Daher sollten 70 Pro-

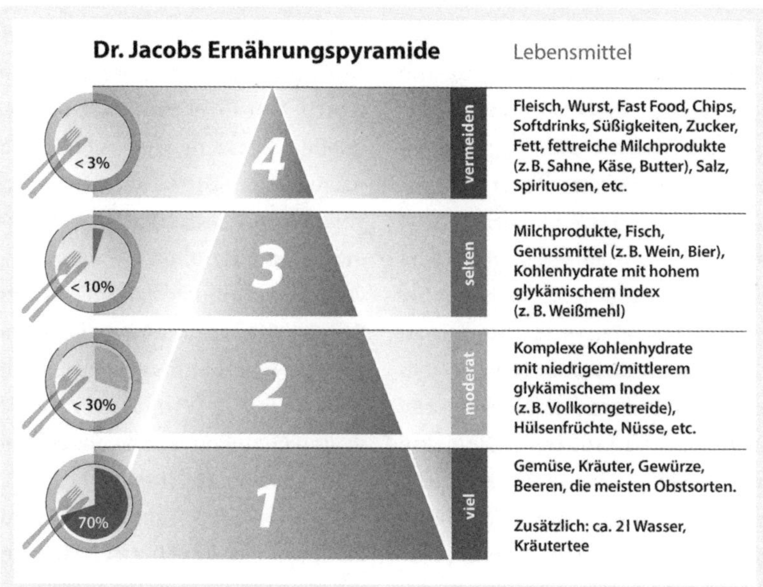

Dr. Jacobs Ernährungspyramide
Lebensmittel
< 3%
4
vermeiden
Fleisch, Wurst, Fast Food, Chips, Softdrinks, Süßigkeiten, Zucker, Fett, fettreiche Milchprodukte (z. B. Sahne, Käse, Butter), Salz, Spirituosen, etc.
< 10%
3
selten
Milchprodukte, Fisch, Genussmittel (z. B. Wein, Bier), Kohlenhydrate mit hohem glykämischem Index (z. B. Weißmehl)
< 30%
2
moderat
Komplexe Kohlenhydrate mit niedrigem/mittlerem glykämischem Index (z. B. Vollkorngetreide), Hülsenfrüchte, Nüsse, etc.
70%
1
viel
Gemüse, Kräuter, Gewürze, Beeren, die meisten Obstsorten.
Zusätzlich: ca. 2 l Wasser, Kräutertee

Lebensmittel aus Kategorie 1 sichern die ausgewogene Säure-Basen-Balance.

zent einer Mahlzeit aus dieser Kategorie 1 stammen. Die zentrale Botschaft heißt: Man soll mindestens fünf Portionen Gemüse und Obst am Tag essen. Die Maßeinheit für eine Portion ist die eigene Hand. Von den fünf Portionen sollten möglichst drei Portionen rohes und gegartes Gemüse und zwei Portionen Obst sein. Laut Robert Koch-Institut folgen nur zehn Prozent der Deutschen dieser grundlegenden Empfehlung.

KATEGORIE 2 – IN MODERATEN MENGEN VERZEHREN!

Die Kategorie 2 umfasst ebenfalls ausschließlich pflanzliche Lebensmittel. Darunter finden sich kohlenhydrat-, eiweiß- und ölreiche Pflanzen wie Hülsenfrüchte, Knollen- und Wurzelgemüse sowie Nüsse und Samen. Auch Getreide und Pseudogetreide wie Amaranth und Buchweizen gehören zu dieser Gruppe. Sie sättigen gut und liefern wichtige Substanzen für den Stoffwechsel wie essenzielle Aminosäuren für den körpereigenen Eiweißaufbau oder essenzielle Fettsäuren. Die Vollkorn- und Pseudogetreide enthalten wertvolle Ballaststoffe. Für eine ausgewogene Proteinzufuhr sollten täglich Hülsenfrüchte in Kombination mit Vollkorngetreide verzehrt werden. Kohlenhydrate wie Pasta sollten »al dente«, bissfest und nicht weich gekocht werden, damit sie den Blutzucker- und Insulinspiegel nur geringfügig erhöhen. Die Lebensmittel dieser Kategorie haben eine höhere Kaloriendichte als die der Kategorie 1 und sollten daher nur in moderater Menge verzehrt werden. Sie sollten durchschnittlich nur 30 Prozent der jeweiligen Mahlzeit ausmachen. Es sollten nicht mehr als 30 Milliliter hochwertige Öle pro Tag konsumiert werden.

KATEGORIE 3 – NUR WENIG VERZEHREN!

In diese Kategorie fallen auch Lebensmittel tierischen Ursprungs wie Fisch, Ei und Milchprodukte. Maximal zehn Prozent der Mahlzeiten sollten hieraus bestehen. Milchprodukte sind in der üblichen westlichen Ernährung die Hauptquelle für gesättigte Fettsäuren, die nachweislich den Cholesterinspiegel erhöhen. Milch hat etwa zehnmal mehr Kalzium als Magnesium, während Gemüse und Obst im Schnitt Kalzium und Magnesium im gesunden Verhältnis von 3:2 enthalten. Die Harvard University rät auf ihrem offiziellen »eating plate«, den Konsum von Milchprodukten auf eine bis zwei Portionen pro Tag zu beschränken. Sie führt Bedenken in Bezug auf Gebärmutter- und Prostatakrebs ins Feld. Die Lebensmittel in dieser Kategorie sollten Sie also nur wenig verzehren, wenn überhaupt.

KATEGORIE 4 – BESSER GAR NICHT ESSEN!

In die Kategorie 4 fallen Lebensmittel und Getränke mit einer sehr hohen Kalorien- sowie geringer Vitalstoffdichte und/oder einer extremen Wirkung auf den Insulinspiegel und/oder andere nicht gesundheitsfördernde Stoffe. Sie weisen einen hohen Gehalt an Fett, Zucker, Salz, Röstprodukten, einen niedrigen Kaliumgehalt oder einen hohen Verarbeitungsgrad aus. Essen Sie davon zu viel, können Stoffwechselstörungen und Diabetes entstehen. Sie erhöhen mit der Aufnahme von Nahrungsmitteln aus der Kategorie 4 den oxidativen Stress im Körper, bringen sich in einen Säureüberschuss bzw. Azidose oder handeln sich Übergewicht ein. Daher sollten Sie die Nahrungsmittel aus dieser Gruppe »besser gar nicht« (so Dr. Jacob) verzehren. So finden sich in dieser Gruppe Fast Food, Frittiertes, Cola und Spirituosen, aber auch fettreiche Milchprodukte wie Sahne und Butter sowie Fleisch, Wurst und Fleischprodukte. Sie enthalten überreichlich gesättigte Fette, entzündungsfördernde Arachidonsäure, Cholesterin, tierisches Eiweiß mit Schwerpunkt Methionin, Purine, Salz sowie die mögliche Anreicherung von Schadstoffen über die Nahrungskette, wobei der Mensch das letzte Glied in der Kette darstellt. Bei der Zubereitung – Beispiel Grillen – besteht eine erhöhte Gefahr, dass Kanzerogene entstehen, das sind krebsfördernde Substanzen wie polyzyklische aromatische Kohlenwasserstoffe (PAKs) oder Benzopyren. Die DGE empfiehlt, den Verzehr von Fleisch auf 350 Gramm die Woche zu begrenzen. Dr. Jacob sagt dazu: »Wer sich fleischlos ernähren will, tut sich, den Tieren und der Welt etwas Gutes.«

Am einfachsten machen Sie sich eine nachhaltige Umstellung der Ernährungsweise, wenn Sie den Verzehr der vielfältigen und vollwertigen Lebensmittel aus den Kategorien 1 und 2 steigern. Damit haben Sie nicht mehr das Gefühl, auf vieles verzichten zu müssen.

Dr. Jacob empfiehlt:

1. Trinke viel, kalorienarm und gesund.
2. Iss dich satt mit möglichst naturbelassener Pflanzenkost in allen Farben und achte auf die Verträglichkeit.
3. Wähle Lebensmittel mit niedriger Kalorien- und hoher Vitalstoffdichte sowie wenig Natrium und viel Kalium.

Für Normal- und Übergewichtige lautet die Empfehlung, 70 Prozent aus Kategorie 1 und 30 Prozent aus Kategorie 2 zu sich zu nehmen. Untergewichtige sollten dies Verhältnis umdrehen und 70 Prozent aus Kategorie 2 verzehren, zum Beispiel vermehrt in Form von Nüssen und gesunden Ölen. Schlanke, die nicht zunehmen wollen, können normalerweise ihr Gewicht mit 50 Prozent aus Kategorie 1 und 50 Prozent aus Kategorie 2 gut halten.

Wer sich bisher kaliumarm und natriumreich ernährt hat, sollte zuerst seinen Salzkonsum einschränken und dann allmählich über zwei Wochen seine Kaliumzufuhr deutlich erhöhen, um seinen Nieren Zeit für die Umstellung zu geben. Eine Hilfe kann das salzarme »Blutdruck-Salz« von Dr. Jacob sein, das reichlich Kalium, aber 50 Prozent weniger Natrium als normales Speisesalz enthält. Kalium findet sich reichlich in Gemüse, Kräutern, Obst und Nüssen.

Um den Blutzuckerspiegel ausgeglichen zu halten, sollte auf »schnelle« Kohlenhydrate in Form von Weißmehlprodukten oder Zuckerhaltiges verzichtet oder diese Nahrungsmittel zumindest stark eingeschränkt und »langsame«, komplexe Kohlenhydrate bevorzugt werden. Nahrungsmittel mit einem hohen glykämischen Index wirken im Stoffwechsel wie eine ungesunde Stichflamme. Die Ballaststoffe in Vollkornprodukten führen nicht

Angaben in mg/100 g*	Natrium	Kalium	Magnesium	Kalzium	kcal
Apfel	1,2	119	5,4	5,3	54
Avocado	4,7	487	30	12	221
Banane	1	367	30	6,5	88
Brokkoli	23	256	18	58	29
Champignon	7,9	390	14	11	16
Dattel, getrocknet	35	650	50	63	276
Erbsen, gekocht	2	213	34	22	66
Haferflocken	6,8	397	130	43	348
Himbeere	1,3	200	30	40	34
Karotte	61	321	13	37	18
Mandel	2	835	170	252	583
Orange	1,4	165	12	40	42
Pellkartoffel, mit Schale	3	410	20	12	70
Spinat	69	554	60	117	17
Süßkartoffel	4	372	19	22	108
Tofu	3,8	94	99	87	83
Tomate	3,3	242	12	9,4	17

* Datenquelle: Die Zusammensetzung der Lebensmittel (Souci, Fachmann und Kraut 2008).

Beispielhaft: der Mineralstoffgehalt von ausgewählten pflanzlichen Lebensmitteln

zur gefährlichen Zuckerschaukel. Werden Lebensmittel wie Nudeln oder Süßkartoffeln bissfest gekocht, ist das für den Blutzuckerspiegel optimal. Auch tierproteinreiche Mahlzeiten wie Milch und Steak verursachen eine vom Kohlenhydratgehalt unabhängige, aber unverhältnismäßig hohe Insulinausschüttung. Ein besonders hoher Insulinanstieg wird durch die Kombination von schnell verfügbaren Kohlenhydraten mit hohem glykämischem Index mit eiweißreichen Produkten wie Milch und Fleisch verursacht. Flüssige Nahrungsmittel wie gesüßte Milchshakes gelangen dabei besonders schnell ins Blut.

Ein gleichbleibender Mahlzeitenrhythmus wie zum Beispiel drei Hauptmahlzeiten helfen dem Körper, die verschiedenen Stoffwechselphasen wie Verdauung, Absorption, Verwertung und Ruhephase einzuhalten. Wenn Sie eine Zwischenmahlzeit brauchen, sollte diese ausschließlich aus der Kategorie 1 kommen.

PAUSEN ZWISCHEN DEN MAHLZEITEN

Einige Jahre lang hieß es, man solle eher mehrere kleine Mahlzeiten pro Tag zu sich nehmen als drei große. Von dieser Empfehlung ist man aus guten Gründen völlig abgekommen. Die Ayurveda-Lehre vom langen Leben weist uns darauf hin, dass wir nur bei Hunger essen sollten. Ist die vorherige Mahlzeit bei erneuter Essensaufnahme noch nicht vollständig verdaut, entstehen »Mala« – Rückstände – und sogar »Ama« – Giftstoffe, die sich im Körper ansammeln und den Stoffwechsel beeinträchtigen.

Der heutige Mensch konsumiert ständig kalorienhaltige Snacks, auch Softdrinks und Latte macchiato gehören dazu und halten den Insulin- und Nährstoffspiegel ständig hoch. Die Zellkraftwerke verbrennen und liefern jetzt zwar pausenlos Energie. Durch Überforderung produzieren sie aber oxidativen und nitrosativen Stress, der zu Zellschäden führt. Bei nitrosativem Stress handelt es sich um die Bildung von aggressiven Stickstoff-Sauerstoff-Radikalen. Auslöser von deren vermehrter Bildung können außer ungesunder Ernährung Dauerstress, Entzündungen oder Infektionen sein. Stickstoffradikale fördern die Bildung von Histamin und erhöhen damit die Entzündungsbereitschaft im Organismus. Hierdurch werden wieder mehr Stickstoffradikale gebildet, was wiederum die Entzündungsbereitschaft erhöht. Stickstoffradikale hemmen außerdem Enzyme, welche an der Zellatmung beteiligt sind. Fast alle chronischen Erkrankungen können mit einem erhöhten nitrosativen Stresspegel verbunden sein.

Die Zelle reagiert auf gesättigte Fettsäuren, bestimmte Aminosäuren und einen hohen Glukosespiegel mit einer Notbremse: Insulinresistenz. Damit schützt sie sich vor weiterer Nährstoffüberflutung. Dieser gesunden Reaktion der Zelle folgt eine gesteigerte Insulinbildung. Immer höhere Blutspiegel zwängen die überschüssige Glukose in die insulinresistenten Zellen. Eine Zeit lang funktioniert dies, endet aber unausweichlich im Kollaps der Insulinbildung in der Bauchspeicheldrüse. Nicht nur Diabetes Typ 2 ist die Folge, sondern auch Arteriosklerose. Die Dysfunktion der Mitochondrien hat eine Dysfunktion der Endothelzellen, welche die Gefäßinnenwand auskleiden, zur Folge, was Arteriosklerose fördert.

Wer sich viel bewegt, kann die zugeführte Nahrungsenergie verbrennen. Doch die meisten Menschen bewegen sich kaum oder zu wenig. Wenn Leistungssportler ihre Karriere beenden, nehmen sie meist rapide zu, weil ihr Stoffwechsel verlangsamt ist.

Gesund leben heißt nicht Verzicht, sondern viele neue Gaumenfreuden und eine kulinarische Entdeckungsreise. Die Rezepte auch in diesem Buch sind einfach gestaltet, sodass Sie nicht den halben Tag in der Küche stehen müssen. Es ist einfach, sich auch mit pflanzlichen Produkten abwechslungsreich zu ernähren. Lebensmittel kann man gleichzeitig gesund und lecker zubereiten. Alle Rezepte in diesem Buch orientieren sich an Dr. Jacobs Ernährungsplan: pflanzlich, kalorien-, fett- und salzreduziert. Gleichzeitig liefern die Mahlzeiten reichlich Vitamine, Mineralstoffe, Omega-3-Fettsäuren, sekundäre Pflanzen- und Ballaststoffe. Alle Rezepte in diesem Buch sind im Übrigen sowohl laktose- als auch glutenfrei. Es ist einfach, gesund zu leben und dabei nicht nur für das Wohl des Menschen, sondern auch zum Wohl von Tieren sowie der Erde und damit für eine gesunde Um- und Nachwelt zu handeln.

Basenprodukte – worauf es wirklich ankommt

Geeignete Basenpräparate können einen wertvollen Beitrag leisten für die Aufrechterhaltung oder zum Wiedererlangen eines Säure-Basen-Gleichgewichts und zur Prävention einer latenten Azidose. Allerdings sollten Basenpräparate nicht missbraucht werden, um eine säurelastige Ernährung zu kompensieren. Viel Gemüse, Kräuter und Obst sind wichtig und unabdingbar, weil diese Lebensmittel nicht nur Mineralstoffe in natürlicher Form enthalten, sondern auch wertvolle Vitamine und Pflanzenbegleitstoffe wie Polyphenole. Ein gesundes Basenmittel gleicht nicht nur den Säure-Basen-Haushalt aus, sondern liefert vor allem auch die richtigen Mineralstoffe, die heute in der Ernährung zu kurz kommen: Kalium, Magnesium und Kalzium.

Für gesunde Knochen brauchen wir neben Kalzium und Magnesium vor allem auch mehr Kalium und weniger Salz. Wird zu viel Salz zugeführt, erhöht sich die Kalziumausscheidung über die Nieren, und dies führt zu einer verminderten Knochendichte. Vermehrter Salzkonsum ist mit einer gesteigerten Freisetzung und Ausscheidung von Kalzium verbunden. Ein hoher Salzkonsum kann eine milde metabolische Azidose auslösen, was den Knochen- und Proteinabbau erklärt. Studien belegen, dass basische Kaliumverbindungen dies verhindern können. Zahlreiche Untersuchungen zeigen, dass sich der höhere Basengehalt in pflanzlicher Nahrung positiv auf die Knochendichte auswirkt. Eine protein- und fleischreiche Kost hingegen erhöht stark die Häufigkeit von Hüftbrüchen. Dr. Jacob empfiehlt daher vor allem ab den Wechseljahren ein ausreichendes Angebot an geeigneten Mineralstoffen – Magnesium ab der Prämenopause, ab der Menopause zusätzlich Kalium- und Kalziumcitrat –, weil dann Kalzium verstärkt dem Knochen entnommen wird. Die einjährige Gabe von Kalium in Form von Kaliumcitrat reduzierte stark den Blutdruck bei Frauen nach der Menopause. Außerdem verbesserte sich die Knochendichte und -qualität deutlich, während sich der Kalziumverlust über die Nieren reduzierte und der pH-Wert im Urin stieg.

Gute und schlechte Basenpräparate

In etlichen Basenpulvern befindet sich Kalziumphosphat. Das ist sehr problematisch, weil wir sowieso unter einer hohen Phosphataufnahme als Zusatz zu vielen Lebensmitteln leiden. Es kann bei zu viel Phosphat zu Gefäßschäden kommen wie endotheliale Dysfunktion oder Arteriosklerose oder Arterieninnenwandverkalkung.[33]

«Die Dosis macht das Gift«, sagte schon Paracelsus. »Mehr« ist nicht immer »besser«. Eine schwedische Langzeitstudie mit mehr als 60.000 Teilnehmern zeigte, dass eine hohe Kaliumaufnahme von mehr als 1400 Milligramm pro Tag im Vergleich zu einer geringeren Aufnahme von 600 bis 1000 Milligramm pro Tag das Risiko verdoppelt, an einer Erkrankung der Herzkranzgefäße zu sterben. Wer mehr als 1400 Milligramm Kalzium über die Ernährung aufnimmt und sich zusätzlich Kalziumtabletten zuführt, erhöhte seine Gesamtsterblichkeit sogar um 157 Prozent im Vergleich zu Frauen, die 600 bis 1000 Milligramm Kalzium täglich zu sich nahmen. Hochdosierte Kalziumpräparate ohne Vitamin D erhöhten das Risiko für einen Herzinfarkt um etwa 30 Prozent. Eine hohe Kalziumzufuhr von mehr als zwei Gramm pro Tag erhöht außerdem das Risiko für ein aggressives Prostatakarzinom um den Faktor 2,5, weil Kalzium Tumorzellen entdifferenziert. Bei Frauen wird ein solcher Zusammenhang in Bezug auf Brustkrebs vermutet.[34]

Wer genug basenbildendes Kalium wie Kaliumcitrat zuführt, braucht auch deutlich weniger Kalzium. In westlichen Ländern ist der Kalziumbedarf so hoch, weil viel Kalzium durch die salz- und säurelastige Ernährung einfach über die Nieren wieder ausgeschieden wird – oder noch schlimmer – es dort zur Bildung von Nierensteinen führt oder die Arterien verkalkt (→ Seite 28 ff.).

Dr. Jacob kritisiert, dass Frauen in der Postmenopause eine vermehrte Aufnahme von Kalzium empfohlen wird, aber Magnesium, das wichtigere Mineral, vernachlässigt wird. Magnesium ist nicht nur wichtig für die Knochen, sondern entspannt auch Muskeln, Nerven und Psyche. Er betont, dass hoch dosierte Kalzium-Supplementierung nie ohne gewichtigen Grund erfolgen und stets von einer Magnesium- und Vitamin-D-Supplementierung begleitet werden soll. Das Problem sind vor allem die hohen Einzeldosen von einem Gramm. Die Kalziumflut landet nicht im Knochen, sondern fällt

zum Teil einfach in den Gefäßen als Kalziumphosphat aus. Daher sollte man auf einmal nie mehr als 500 Milligramm Kalzium zu sich nehmen.
Ein chronischer Magnesiummangel, der häufig im späteren Lebensabschnitt auftritt, wird mit Erkrankungen wie Bluthochdruck, Schlaganfall, Arteriosklerose, Herzrhythmusstörungen, Insulinresistenz, Diabetes Typ 2, Entzündungen, Asthma, chronischer Müdigkeit und Depressionen in Verbindung gebracht, um nur einige zu nennen.
Negativ wirkende Basenpräparate sind besonders alkalisch wie Natriumbicarbonat (Natron) und Kalziumcarbonat sowie Antazida – vor allem Protonenpumpenhemmer –, welche die Bildung von Magensäure hemmen. »Je basischer ein Basenmittel ist, desto mehr alkalisiert und schädigt es auf Dauer die Dickdarmflora. Wer die Magensäure hemmen muss, der sollte lieber die alten H2-Blocker verwenden, da sie die Histamin-Wirkung blockieren und daher ursächlich wirken, ohne den Säure-Basen-Stoffwechsel so aus dem Gleichgewicht zu bringen wie Protonenpumpenhemmer, deren lebensverkürzende Wirkung inzwischen nachgewiesen ist. Bei leichter Magenübersäuerung reichen auch oft Citrate«, heißt es bei Dr. Jacob.
Ein gesunder Dickdarm ist aufgrund der gesunden Darmflora leicht sauer, ein alkalischer Dickdarm dagegen fördert die Giftentwicklung der Gallensäure zu krebserregenden Stoffen. Zudem wird die Aufnahme von Ammoniak stark erhöht, was den Säure-Basen- und Energiestoffwechsel der Leber nachhaltig belastet. Im leicht sauren Darm liegt Ammoniak als Salz vor und wird mit dem Stuhl ausgeschieden.
John van Limburg Stirum kritisiert in seinem Standardwerk »Moderne Säure-Basen-Medizin« außerdem, dass Karbonate nur bei genügender Magensäure ausreichend aufgenommen werden, um sie in das lösliche Chlorid überführen zu können. Ist ausreichend Magensäure vorhanden, kann sich durch die rasche Bildung von Kohlendioxid bei Karbonaten ein unangenehmer Meteorismus – Aufstoßen – entwickeln. Organische Salze hingegen sind unabhängig von der Säurekonzentration im Magen löslich und werden besser im Dünndarm resorbiert.[35] Da organische Citrate und Laktate ihre basische Wirkung weniger im Magen-Darm-Trakt, sondern vor allem im Zellstoffwechsel entfalten, sind sie die Mittel der Wahl. Sie sind besser verträglich und liegen in der Form vor, wie wir Mineralstoffe auch über die Nahrung aufnehmen oder im Körper selbst herstellen. Daher

werden Citrate und Laktate vom Körper sehr gut aufgenommen und verstoffwechselt. Ein Citrat-Molekül bindet dabei drei Säure-Moleküle. Basenpräparate sollten weder Natrium noch Zucker, Laktose, Gluten, Füllstoffe, künstliche Süßstoffe oder Aromen enthalten.

Das beliebte Hausmittel Natron wird in der Medizin schon lange nicht mehr verordnet, weil es den Magen schädigt. Natron reagiert mit der Magensäure zu Kochsalz. Dieses fördert in den hohen Konzentrationen die Entstehung von Magenkrebs. Auch reagiert der Magen nach der Zwangsalkalisierung mit einer erneuten verstärkten Magensäureproduktion. Wer während einer Mahlzeit die Magensäure so alkalisiert, schwächt also nur seine Verdauung und ermöglicht es krank machenden Bakterien, sich im Magen-Darm-Trakt anzusiedeln. Citrate können mit Mahlzeiten genommen werden, da sie nicht direkt die Magensäure neutralisieren.

Kaliumcitrat ist der wichtigste Bestandteil eines guten Basenmittels, weil es auch das Zellinnere entsäuert. Für gesunde Menschen ist Kalium bestens verträglich. Allerdings können Personen mit reduzierter Kaliumausscheidung über die Nieren (Nierenversagen) oder diejenigen, die Medikamente nehmen, die die Kaliumspiegel im Blut erhöhen, eine gefährliche Hyperkaliämie entwickeln. Wer Zweifel hat, kann seinen Kaliumspiegel einfach bei seinem Arzt bestimmen lassen. Wer Medikamente wie Diuretika einnimmt, die die Kaliumausscheidung fördern, braucht Kalium dagegen besonders dringend.

Bei Nierenversagen können keine kaliumreichen Citrat-Basenmittel – normalerweise die erste Wahl – verwendet werden. Hier ist magensaftresistentes Natron, zum Beispiel BicaNorm, sinnvoll und das Mittel der Wahl. Allerdings besteht auch hier der Nachteil, dass der Darm auf Dauer alkalisiert wird.

Unser Körper braucht viel Flüssigkeit, aber auch Elektrolyte oder Mineralstoffe. Diese werden am besten vom Körper absorbiert, wenn wir sie in der gleichen Konzentration gelöster Moleküle zu uns nehmen, wie wir sie in unserem Blut vorfinden. Das nennt man isoton. Daher sind in Wasser isoton gelöste Basenmittel am besten verträglich und sicher besser als Tabletten.

Dr. Jacob entwickelte das erste Citrat-Basenmittel ohne Natriumzusatz. Dabei orientierte er sich bei der Mineralstoff-Zusammensetzung am Vorbild von Gemüse und Obst. Citrate, vor allem Kaliumcitrat, sind die wichtigste organische Basenverbindung in Gemüse und Obst. Wie Gemüse und Obst sollten hochwertige Basenmittel besonders reich an Kalium und nahezu natriumfrei sein. Das optimale natürliche Verhältnis von Kalzium zu Magnesium ist dabei 3:2, also ähnlich wie in Obst und Gemüse.

Eine Basenzufuhr rein über pflanzliche Lebensmittel stellt die natürlichste und gesündeste Lösung dar, nur muss man sich im Klaren darüber sein, welche Mengen hier verzehrt werden müssen: Eine Portion von Dr. Jacob's Basenpulver beispielsweise entspricht der Basenwirkung von rund 750 Gramm Obst und Gemüse und gleicht die durchschnittliche tägliche Säurelast aus. Eine Portion von 4,5 Gramm enthält so viel Kalium wie etwa 500 Gramm Erdbeeren. Es besteht zu 95 Prozent Citraten und wird aus pflanzlichen und mineralischen Rohstoffen aus Deutschland hergestellt. Basenpulver plus enthält echte Zitrone und Kalziumlaktat aus milchfreier Fermentation, weil es besonders darmfreundlich ist. Für Menschen mit gestressten Nerven, Schlafproblemen und Bluthochdruck empfehlen sich Basen-Produkte mit Melissenextrakt, wie beispielsweise Dr. Jacob's »Melissen-Basentabletten«.

Tipp: Kohlensäurehaltige Wasser und Basenbäder

Viele, die basenbetont leben, machen einen großen Bogen um kohlensäurehaltiges Mineralwasser, weil sie sich nicht zusätzlich mit Säure belasten wollen. In diesem Fall kann aber Entwarnung gegeben werden. Die zugesetzte Kohlensäure zerfällt im Körper zu Kohlenstoffdioxid und Wasser. »Da das überschüssige CO_2 über die Lunge abgeatmet werden kann, macht es diesbezüglich keinen Unterschied, ob man Wasser mit oder ohne Kohlensäure zu sich nimmt«, so Dr. Jacob. Diätwillige profitieren sogar von Sprudelwasser, weil dieses das

Gefühl eines volleren Magens vermittelt. Wer Verstopfung hat, sollte es mit kohlensäurehaltigem Wasser versuchen. In einer Studie von Cuomo u.a. aus dem Jahr 2002 konnte gezeigt werden, dass durch das kohlensäurehaltige Wasser sowohl Verdauungsstörungen als auch die Verstopfung reduziert wurden im Vergleich zur Vergleichsgruppe, die nur Leitungswasser trank.[36] Dr. Jacob betont, dass es wichtig sei, bei der Auswahl des Mineralwassers darauf zu achten, dass dieses natriumarm ist. Es sollte unter 20 Milligramm Natrium pro Liter enthalten. Wer allerdings viel schwitzt, zum Beispiel beim Sport, für den ist ein Mineralwasser mit höherem Natriumgehalt durchaus sinnvoll, um den Salzverlust über den Schweiß auszugleichen.

Basenbäder sind eine Wohltat. Hier ist Natron in Ordnung, weil es ja nicht in den Darm gelangen und den pH-Wert des Darmmilieus verändern kann. Der Klassiker ist P. Jentschuras Körperpflegesalz »Meine Base«, das vielseitig einsetzbar ist. Ich nehme auch gern Salz vom Toten Meer, das es überall zu kaufen gibt. Sehr gute Erfahrungen mache ich mit Thalasso Meersalz, angereichert mit Algen von der Firma Guam. Fügt man etwa 50 bis 100 Gramm Natron zu dem Salz aus dem Toten Meer hinzu, hat man ein wirkungsvolles, entspannendes Entsäuerungsbad.

Ganzheitliche Entsäuerung: Bewegung, Atem, Azidose-Selbstmassagen, Schlaf und Entspannung

Ernährung ist nicht das einzige Standbein der Gesundheit. Auch Bewegung, Entspannung, Massagen und gesunder Schlaf und die richtige Atmung sind von großer Bedeutung und dürfen nicht vernachlässigt werden.

Die Heilkraft der Bewegung

Zu einer ausgeglichenen Energiebalance gehört neben der Energiezufuhr, der Essensaufnahme, auch der Energieverbrauch durch körperliche Aktivität. Daher sollte regelmäßige Bewegung ein fester Bestandteil des Tagesablaufs sein. Jeder sollte die Bewegungsart auswählen, die ihm am meisten Freude macht und die täglich für 30 bis 60 Minuten ohne Überanstrengung ausgeübt werden kann. Je nach Trainingszustand können das nach Dr. Jacob zum Beispiel Fahrradfahren, Treppensteigen, Gassi-Gehen, Spazierengehen, Wandern, Schwimmen, Walken, Joggen, Klettern und vieles mehr sein. Tanzen und Gartenarbeit wirken besonders günstig, weil diese Bewegungsarten vielseitig sind und seelische wie gesundheitliche Aspekte optimal verbinden.

Mehr Bewegung erhöht den Energiebedarf des Körpers und erleichtert auf Dauer, sein Gewicht zu verringern und zu halten, wenn man von Übergewicht betroffen ist. Muskelgewebe wiegt mehr als Fettgewebe. Vielleicht nimmt das Gewicht daher sogar am Anfang zu, aber durch den Blick in den Spiegel sieht man, dass sich die Silhouette positiv verändert. Durch den Aufbau von Muskelmasse wird der Grundumsatz erhöht.

Die Vorteile körperlicher Aktivität für die Gesundheit sind wissen-

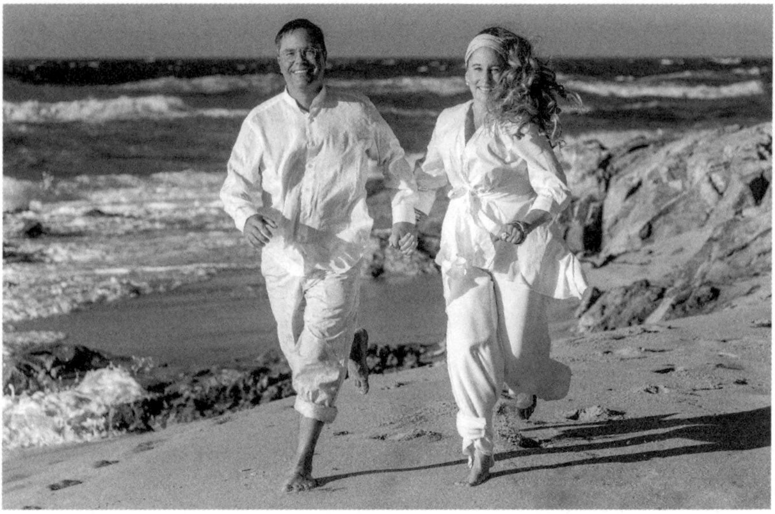

Das Ehepaar Jacob beim Laufen am Strand

schaftlich längst bewiesen. So kann die mit dem Alter einhergehende Ineffizienz der Mitochondrien, der kleinen Kraftwerke in den Zellen, durch leichtes Kraft- und Stabilitätstraining umgekehrt werden. Schon mit einem Zeitaufwand von zwei Stunden pro Woche über einen Zeitraum von sechs Monaten wird dieser Umkehreffekt erreicht.

Bei körperlich Aktiven »wächst« das Gehirn auch im Alter und kann neue Synapsen bilden. Ältere Menschen mit guter Fitness haben ein besseres Gedächtnis als ihre unsportlichen Altersgenossen. Körperliche Aktivität macht glücklich, baut Stress ab und befreit die Gedanken. Aufgestauter Ärger und Frust können besser verarbeitet werden, und das Lösen von Problemen fällt in und nach Bewegung um einiges leichter.

Auch im Blutbild und am Blutdruck erkennt man positive Veränderungen. Das schädliche LDL-Cholesterin sinkt, das gute HDL-Cholesterin steigt, der Blutzucker – und damit auch das Diabetes-Risiko – und ein erhöhter Blutdruck sinken. Damit reduzieren sich die Risiken für Schlaganfall und Herzinfarkt. Besonders Krafttraining kräftigt die Knochenstruktur und senkt dadurch das Osteoporose-Risiko. Die Ruhefrequenz des Herzens bzw. der Puls werden durch sportliche Aktivität gesenkt, weil das Herz ökonomischer arbeitet und auch der Stoffwechsel effektiver wird.

Wenn wir uns bewegen und dadurch auch die Atmung ankurbeln, wird die extrazelluläre Matrix effektiv von Säuren und Schlacken gereinigt. Der Abfluss der Schlacken aus dem Zwischenzellbereich hängt von einer gesunden und bewegten Muskulatur ab. Eine gesunde Skelettmuskulatur pumpt auch im Ruhestand. Vor allem für die Durchblutung ist regelmäßige Bewegung äußerst wichtig.

»Es ist nicht nur der Herzmuskel, sondern auch die Pumpfunktion der anderen, viel größeren Muskeln, die das Blut in Bewegung hält und der Geldrollenbildung von Erythrozyten entgegenwirkt«, empfiehlt Dr. Jacob. Wer wieder einsteigen will in sportliche Aktivitäten sollte sich von einem Sportarzt untersuchen lassen. Durch ein Belastungs-EKG und eine Leistungsdiagnostik kann dieser die optimalen Trainingsherzfrequenzen bestimmen. Die Maximalpulsbestimmung kann mithilfe eines speziellen Tests herausgefunden werden, welcher die individuellen Pulseigenschaften berücksichtigt.

Zu langes Sitzen fördert Gesundheitsbeschwerden wie Gelenkschmerzen, Übergewicht und das metabolische Syndrom. Außerdem erhöht eine sitzende Lebensweise die Sterblichkeit für Herz-Kreislauf-Erkrankungen und Krebs. Dr. Jacob empfiehlt bei Tätigkeit am Bildschirm, regelmäßig jede Stunde aufzustehen und sich zu bewegen. Besprechungen mit Kollegen können auf einem Spaziergang statt im Konferenzzimmer stattfinden. Dr. Jacob empfiehlt, sich fürs Büro oder zu Hause ein Stehpult anzuschaffen oder eine Arbeitsfläche über einem Laufband einzurichten.

Viele meinen, wenn sie sportlich unterwegs sind, würden sie das Optimale für ihre Gesundheit tun und bräuchten sich um ihre Ernährung nicht groß zu kümmern. Dies ist ein fataler Irrtum. James Fuller Fixx, ein Fitness-Guru in den USA, vertrat die Philosophie, dass jeder, der Sport treibt und sich körperlich anstrengt, niemals herzkrank werden kann. Er starb 1984 mit nur 52 Jahren beim Laufen an einem Herzinfarkt. Die Autopsie ergab, dass seine Arterien zwischen 70 und 95 Prozent blockiert waren. Im Gegensatz zu Jim Fixx, wie er genannt wurde, legte die Fitnessikone Jack LaLanne großen Wert auf gesunde, natürliche, pflanzenbasierte und vollwertige Ernährung. Er mied Weißmehl, Zucker und denaturierte Nahrungsmittel. Mit sechzig Jahren zog er ein 500 Kilogramm schweres Boot schwimmend über eine Strecke von gut zwei Kilometern von der Insel Alcatraz nach San Francisco. Sein Motto ist: »Bewegung ist der

Körnig, und Ernährung ist die Königin. Zusammengenommen machen sie ein Königreich.«[37]
Wer sich bewegt, flutet sein System mit Sauerstoff und atmet vermehrt CO_2, eine Säure, aus. Für alle Stoffwechselprozesse wird Sauerstoff benötigt. Durch die Darmmassage beim Laufen und schnellen Gehen wird die Verdauung optimiert. Bewegung ist die beste Methode, um eine Übersäuerung des Körpers zu verhindern. Ich jogge fast täglich in der freien Natur, habe einen Schrebergarten, praktiziere täglich die fünf »Tibeter« (eine Abfolge von Yogaübungen, → Seite 157 ff.) und gehe zweimal die Woche zum Krafttraining ins Fitnessstudio. Meine Empfehlung: Gehen Sie mit Ihrem Hund spazieren, auch wenn Sie keinen haben – betrachten Sie einfach Ihren Körper als Hund, der Bewegung braucht. So sparen Sie sich die Hundesteuer. Falls Sie aber allein Ihren inneren Schweinehund nicht überwinden können, ist die Anschaffung eines Hundes eine gute Idee.

Azidose-Massagen nach Dr. Renate Collier

Mit den tief greifenden Bindegewebs- und Lymphmassagen der Mayr-Ärztin und Azidose-Pionierin Dr. Renate Collier können wir Säuredepots im Bindegewebe lösen und zur Ausscheidung bringen und unsere extrazelluläre Matrix von Schlacken und Säuren befreien. Die Zellen werden hierdurch besser mit Nährstoffen versorgt, die Entschlackung der Zellen geschieht wieder reibungslos, die Immunzellen können sich frei im Bindegewebe bewegen und Schmerzen aufgrund von lokaler Übersäuerung unseres Gewebes verschwinden.

Azidose-Massagen regen Stoffwechsel und Ausscheidung an. Wie in der Waschmaschine die Lauge nimmt beim Menschen dann der Urin den Schmutz auf. Viele der Azidose-Massagen nach Collier wie die Kopf-Nacken-Selbstmassage (→ Seite 151 ff.) oder die Bauch-Selbstmassage (→ Seite 147 ff.) kann man bei sich selbst anwenden und braucht dafür keinen Masseur. Das macht diese Massagen so universell und effektiv. In meinem Buch »Azidose-Therapie« habe ich alle Griffe zur Selbstbehandlung beschrieben und illustriert. Zum Erlernen der Massagen gebe ich bundesweit Seminare.

Friedrich F. Sander, ein weiterer Azidose-Pionier, schrieb 1969: »Das

Bindegewebe ist ganz überwiegend der Ort, den wir als den ›Abladeplatz‹ des Organismus für die vom Blut abgeschobenen Stoffe betrachten müssen.«[38] Ohne Behandlung des Bindegewebes, so Sander, gibt es keine Ursachen-Therapie der latenten Azidose, sie sei dann nur symptomatisch. Zur Heilung des erkrankten Bindegewebes empfahl er neben Massagen Bäder, Sauna, Schwitzkuren, heiße und kalte Kompressen sowie Diät- und Fastenkuren zur Darmreinigung.

Schmerzen im kollagenen Bindegewebe sind fast immer Zeichen dafür, dass dort Säuren lagern, die mobilisiert und ausgeschieden werden sollten. Frauen speichern ihre Säuren meist vorzugsweise im Gewebe an der Innenseite der Knie, wo sie kleine Pölsterchen haben, an der Außenseite der Oberschenkel – »Reiterhosen« – und an der Außenseite der Oberarme. Wenn Sie dort mit stumpfem Kneifgriff ohne Beteiligung der Fingernägel hineingreifen und es tut weh, sind es vermutlich Säuren. Männer speichern ihre Säuren meistens im Inneren des Körpers oder am Rücken. Durch die Azidose-Massagen nach Dr. Renate Collier können Sie Entgiftungskrisen beim Basenfasten oder Fasten auffangen. Adressen von Massage-Therapeuten, die von Dr. Collier ausgebildet wurden, finden Sie im Anhang (→ Seite 185).

Das richtige Atmen als Teil des basischen Prinzips

Der Atem ist unser treuester Begleiter durchs Leben. Sauerstoff ist unser bei Weitem wichtigster Energielieferant, sozusagen unser Lebensmittel Nummer eins. Ohne zu atmen tritt in wenigen Minuten der Tod ein. Wir können immerhin einige Tage ohne Trinken auskommen – ohne feste Nahrung sogar vierzig Tage und mehr. Mithilfe des Sauerstoffs wird die Energie aus den Mahlzeiten verbrannt. Ohne eine gesunde Versorgung mit Sauerstoff und das Ausatmen von Säure, nämlich Kohlendioxid, erlahmt der Stoffwechsel, und es kommt zu einer Übersäuerung. Das Einatmen ist nach Dr. Jacob also die wichtigste Energieversorgung, das Ausatmen die wichtigste Entsäuerungsmaßnahme. Stress verändert unser Atemverhalten. Wir atmen unter Stress flacher und kürzer. Wenn wir Stress haben, können wir durch die Veränderung der Atemtechnik viel erreichen. Tiefenatmung in den Bauch hinein verbraucht weniger Energie als die übliche Brustatmung, senkt einen erhöhten Blutdruck und fördert die Entspannung. Dadurch, dass das Lungenvolumen um das Zwei- oder sogar Dreifache ansteigt, wird die Sauerstoffaufnahme drastisch verbessert und kleinste Bereiche der Lunge optimal belüftet. Die inneren Organe werden bei tiefer Bauchatmung massiert und die Verdauung gefördert.

Die Wissenschaft hat übrigens herausgefunden, dass schüchterne Menschen flacher atmen und selbstbewusste Menschen tiefere Atemzüge machen. Die Medizin setzt Atemübungen ein, um psychische Leiden wie Angstzustände und Depressionen günstig zu beeinflussen. Sport ist auch deshalb so gesund, weil wir bei sportlicher Betätigung unser System – auch das Gehirn – mit Sauerstoff fluten. In Ruhe atmen wir mit jedem Atemzug nur etwa einen halben Liter Luft ein und wieder aus. Sind wir körperlich aktiv, vergrößert sich das Atemvolumen bei der Ausatmung um etwa 1,5 Liter und bei der Einatmung um 2,5 Liter.

Wer seinen Atem einfach nur beobachtet, ohne ihn kontrollieren zu wollen, merkt nach einer gewissen Zeit, meist schon nach fünf Atemzügen, dass der Atem ruhiger wird und das Ausatmen länger dauert. Diese einfache Atemübung lässt sich immer wieder im Laufe des Tages durchführen, vielleicht in der U-Bahn oder in der Warteschlange an der Supermarktkasse. Sie können die Übung auch gut im Liegen praktizieren; ideal ist die Übung beim Einschlafen, wenn Ihnen noch viele Dinge durch den Kopf gehen.

Eine weitere, nur fünfminütige Atemübung besteht darin, sich im Liegen die Hände auf den Bauch zu legen und sich auf den Nabel zu konzentrieren. Atmen Sie bewusst und langsam tief in den Bauch hinein und wieder aus. Atmen Sie etwa sechs Sekunden ein und sechs Sekunden aus. Der Bauch muss deutlich heraustreten und sich gegen die Hände drücken. Sie werden erstaunt sein, wie viel besser Sie einschlafen, wie sich Körper und Geist durch die Bauchatmung viel wohler und entspannter anfühlen und wie Sie neue Energie tanken!

Dr. Jacob empfiehlt die Atemübung von Dr. Nobuo Shioya (→ Seite 156) aus seinem Bestseller »Der Jungbrunnen des Dr. Shioya« (2013). Dieser berühmte japanische Arzt befreite sich durch seine darin beschriebene Visualisierungs- und Tiefenatmungsmethode nicht nur von chronischen Krankheiten, sondern gewann noch nach seinem 100. Geburtstag sein neuntes großes Golfturnier. Er war der spirituelle Lehrer von Dr. Masaru Emoto, wurde 105 Jahre alt und starb nicht an einer Krankheit, sondern an Altersschwäche. Sein erstes Buch schrieb er mit 103 Jahren. Auch ich mache sehr gute Erfahrungen mit der Methode von Dr. Shioya.

Sehr empfehlen kann ich den »Tibeter zur Energetisierung« (→ Seite 160). Diese Übung befreit unsere Lunge von dem größten Teil der verbrauchten Restluft. Es können sich dort keine Keime mehr vermehren. Wir fluten unser gesamtes System mit Sauerstoff. Der Fluss der Chi-Energie oder Lebenskraft wird angeregt und der Lymphstrom aktiviert. Ich kenne kaum eine Atemübung, die so reinigend und gleichzeitig so energetisierend wirkt.

Der große buddhistische Lehrer Thich Nhat Hanh legt großen Wert auf bewusstes Atmen. Durch achtsames Atmen sind wir in uns selbst und der Welt präsent. Wir sind ruhig, glücklich und haben einen klaren Geist. In der Zen-Meditation wird die Ausatmung betont, was inneren Frieden schenkt. Mit der richtigen Atmung können Sie Stress abbauen und Ihre Resilienz, Ihre Widerstandsfähigkeit und Belastbarkeit fördern. Durch den Atem sind wir mit allem und allen verbunden. Wenn wir uns dessen mehr bewusst werden, erleben wir mehr Harmonie, Verbundenheit und Frieden.

Guter Schlaf und seine Bedeutung für unsere Gesundheit

Tiefschlaf ist die wirksamste Form der Entspannung. Schon in der Antike kannte man die heilsame Wirkung des Schlafes und nutzte sie in der Heilkunde. Unser Schlaf beeinflusst unseren Stoffwechsel und sogar unsere Gene. Schon eine Woche Schlafmangel beeinflusste bei Versuchspersonen einer Untersuchung, die täglich nur etwa sechs Stunden schlafen durften, 711 Gene negativ, die vor allem für Entzündungen, das Immunsystem, den Tag-Nacht-Rhythmus, den Stoffwechsel, und Stressreaktionen verantwortlich sind. Das sind immerhin mehr als drei Prozent der etwa 23.000 Gene, die in der menschlichen Erbsubstanz zu finden sind.[39]

Viele Studien fanden einen deutlichen Zusammenhang zwischen wenig Schlaf und Übergewicht sowie

Gedächtnisstörungen. Kurzschläfer gelüstet es oft nach Süßem und Junkfood, also nach ungesundem und dick machendem Essen. Bei Schlafdefizit wird vermehrt Ghrelin produziert, ein Hormon, was schon morgens nach dem Aufwachen zu Heißhungerattacken führt. Bei Schlafmangel werden zwanzig Prozent weniger Leptin ausgeschüttet, das Hormon, was uns ein Sättigungsgefühl beschert. Wer müde ist, hat weniger Lust, sich zu bewegen. Schlafmangel fördert die Insulinresistenz und damit Diabetes, der mit Bluthochdruck einhergehen kann. Zu alledem kommt auch noch der Fettstoffwechsel aus dem Lot, und das Risiko für Herz-Kreislauf-Erkrankungen steigt. Ausreichend Schlaf ist außerdem die Voraussetzung für ein fittes Immunsystem. Im Schlaf wird der Zwischenzellraum gereinigt, und die Immunzellen können die extrazelluläre Matrix besser passieren.

Chronischer Schlafmangel schwächt nachhaltig unser Immunsystem und begünstigt damit das Entstehen von Tumorerkrankungen. Genügend Schlaf ist damit eine gute Krebsprophylaxe. Ratten mit Schlaganfall wurden unter Schlafentzug gesetzt. Die Folgen waren dramatisch. Während sich in der Gruppe der Ratten mit ausreichend Schlaf die betroffene Hirnregion wieder regenerieren konnte, vergrößerte sich das abgestorbene Hirnareal bei den Tieren, die wach gehalten wurden.[40] In diesem Zusammenhang finde ich es fatal, dass unsere Krankenhäuser wahre »Schlafentzugsstationen« sind – und besonders unsere Intensivstationen, wo das Licht oft die ganze Nacht brennt.

Das Gehirn ist sehr empfindlich gegenüber einer unzureichenden Versorgung mit Blut, Sauerstoff und Glukose. Bei der sogenannten obstruktiven Schlafapnoe, also lautem Schnarchen mit Atemaussetzern von mehr als zehn Sekunden Dauer, passiert genau dies. Immerhin sind neun Prozent der Männer und vier Prozent der Frauen betroffen. Die Dunkelziffer ist hoch. Die Muskulatur in den oberen Atemwegen ist erschlafft, wodurch sich der Atemweg verengt oder sogar ganz blockiert wird. Der arterielle Blutfluss wird bis zu 80 Prozent reduziert, was zu einer Mangelversorgung des Gehirns mit Blut führt und daneben die Glukoseversorgung des Gehirns behindert. Hierdurch kommt es zu einem Verlust an Gehirnmasse und zur vermehrten Bildung von Beta-Amyloidpeptiden, was Gedächtnis und kognitive Leistung beeinträchtigt und letztlich mit einer Alzheimer-Demenzerkrankung einhergeht. Bei jedem Atemaussetzen schlägt das Atemzentrum im Gehirn Alarm, der Mensch wacht auf, ohne es zu merken, und bei mehrmaligen Vorfällen dieser Art kann die Apnoe verhindern, dass der Mensch in den Tiefschlaf fällt, der die Nachtruhe erst erholsam macht.

Wer – besonders abends – viel Zucker isst, stört seinen Schlaf. Es wird in der Nacht zu viel Insulin produziert. Der Gegenspieler ist das somatotrope Hormon, wichtig für die Regeneration. Ein üppiges Abendessen mit schnellen Kohlenhydraten verhindert, dass sich unsere Zellen ausreichend regenerieren. Stattdessen sollte leichte Kost mit langsamen Kohlenhydraten verzehrt werden, oder das Abendessen lässt man ausfallen im Sinne eines intermittierenden Fastens. Darüber habe ich in meinem Fastenratgeber »Fasten leicht gemacht« geschrieben. Findet nachts keine ausreichende Regeneration statt, gleiten wir mit der Zeit ins Erschöpfungssyndrom oder in einen Burn-out hinein, in die psychovegetative Erschöpfung oder das Chronische Fatigue Syndrom (CFS).

Reichlich Schlaf zur rechten Zeit und reichlich Aktivität bei Tageslicht in den Wachphasen ist der Weg zur Gesundheit. Schichtarbeit sollte auf das Notwendigste beschränkt werden, weil sie ein erhöhtes Risiko für nahezu jede Krankheit bedeutet. In vielen Berufen ist leider nur mit dem finanziellen Bonus der Schichtzulage ein auskömmliches Einkommen zu erzielen. Peter Sport, Schlafforscher und Buchautor, fragt in meinen Augen zu Recht: »Warum ist es noch immer so ein großer Luxus, ausreichend Zeit für sich selbst, seine Familie und Freunde zu haben sowie das Timing von Schlaf und Aktivität der Intuition zu überlassen?«[41] Bei Einschlafproblemen hilft übrigens Melatonin, bei Durchschlafproblemen helfen Baldrian, Magnesium und Melisse.

Muße und Entspannung als weitere Säulen des basischen Prinzips

Mit Sport können wir uns abreagieren, aber unser Geist und Nervensystem, das betont Dr. Jacob, benötigen Entspannung und Vagus-Aktivität zur Regeneration. Der Vagus, der entspannende und regenerative Teil unseres Nervensystems, kann aber nur wirken, wenn der Parasympathikus, der die Vagus-Aktivität hemmt, ihn lässt. Der Parasympathikus wird auch als »Ruhenerv« oder »Erholungsnerv« bezeichnet und stellt den Gegenspieler zum Sympathikus-Nerv dar. Den Vagusnerv können wir zum Beispiel stimulieren durch intermittierendes Fasten, Lachen, Singen, Yoga, Meditation, positive Beziehungen, Probiotika, Schlaf und Massagen.

Viele Menschen verstehen unter Entspannung Fernsehen, Shoppen und andere Ablenkungen. Diese Tätigkeiten bedeuten aber keine wirkliche Entspannung, die das vegetative Nervensystem tatsächlich beruhigt. Daher, so Dr. Jacob, »ist es wichtig, sich bewusst Zeit für sich zu nehmen – für Innehalten, Loslassen und Muße«.

Der Mönch Anselm Bilgri verhilft der Muße und dem Nichtstun zu neuer Blüte. Er hat dazu ein lesenswertes Buch »Vom Glück der Muße« geschrieben und 2013 die »Akademie der Muße« gegründet, die zunächst stressgeplagte Führungskräfte schulte und jetzt allen offensteht. Das Wort »Muße« wurde vom römischen Dichter Horaz als eine Zeit »procul negotiis«, fern von Geschäften, definiert. Die österreichische Muße-Forscherin Helga Nowotny definiert Muße als »Eigenzeit«. Sie spricht in ihren Büchern vom Verschwinden der Muße, und dass der modernen Gesellschaft ein kollektiver Burn-out drohe. Zeitdruck kommt heute nicht nur aus der Arbeitswelt, sondern auch aus der Unterhaltungsindustrie und von den Medien. Die Freizeit ist oft nicht »frei«, sondern mit vielen Aktivitäten verplant, also das Gegenteil von Muße.

Wenn wir uns Muße gönnen, werden wir uns bewusst, worum es im Leben geht. Wir tauchen wieder mehr in die Tiefe ein, in die unsrige und damit in die Tiefe des Lebens. Regelmäßige Zeiten der Muße sind immens gesund und die beste Burn-out-Prophylaxe und Möglichkeit, Stress abzubauen, die es gibt. Damit stärken wir unser Immunsystem, was im Stressmodus zurückgefahren ist. Wie kann Muße gelingen? Wir könnten uns entscheiden, mindestens eine halbe Stunde täglich aus dem Hamsterrad auszusteigen und nichts zu tun. Einfach abschalten und seine Gedanken schweifen lassen, kann man in der Badewanne, im Liegestuhl auf dem Balkon, auf der Couch, im Ruheraum der Sauna oder vor dem Kaminfeuer. Smartphone und Computer sind in dieser Zeit ausgeschaltet, man »schaltet« also sprichwörtlich »ab«. Der Muße-Experte Bilgri empfiehlt als Achtsamkeitsübung den Panoramablick. Man stellt sein Blickfeld weit und konzentriert sich auf einen kleinen

Punkt und lässt wieder los. Wer das drei- oder viermal im Wechsel wiederholt, verlangsamt den Puls, und der Level des Stresshormons Adrenalin sinkt.

Sehr wirksam ist auch die Zen-Meditation (→ Seite 155), die aus dem Buddhismus stammt. Man sitzt aufrecht auf einem Stuhl oder Meditationskissen. Bei jeder Ausatmung zählt man von 1 bis 10, dann atmet man wieder ganz normal ein. Diese Übung macht man etwa 25 Minuten lang. Durch die Betonung der Ausatmung beruhigen sich Atmung und Herzschlag. Der Vagus- oder Entspannungsnerv wird gestärkt, wir kommen in unsere eigene Mitte und so zur Ruhe. Zen-Gruppen gibt es in jeder größeren Stadt.

Durch Meditation werden die Unwägbarkeiten der Existenz und alles Unvorhergesehene aus einem veränderten Blickwinkel betrachtet und damit besser gemeistert. Wir lernen, den Höhen und Tiefen des Lebens zu begegnen, ohne uns aus dem Gleichgewicht werfen zu lassen, und kommen zu einem vertieften Verständnis unseres Daseins und Lebenssinns.

Ich praktiziere seit 1981 und lehre seit 1984 das authentische Reiki. Es handelt sich um eine einfache und effektive Methode für Meditation, Tiefenentspannung, Stressabbau und Persönlichkeitsentwicklung. Durch Stressabbau erleben wir heitere Gelassenheit im Alltag und inneren Frieden, und wir sehen wieder den Wald, das Ganze, und nicht nur die Bäume. Unser Leben bekommt mehr Tiefe, Sinn und Bedeutung. Diese Methode ist wirklich kinderleicht zu erlernen, meine jüngste Seminarteilnehmerin war vier Jahre, mein ältester 89 Jahre alt.

Muße ist also nicht das Gegenteil von Leistungsfähigkeit, sondern die Voraussetzung dafür. Mußezeiten, Meditation und Reiki sind allerdings nicht als »quick fix« zu verstehen, also als Trick, um noch besser funktionieren zu können. Wir werden erleben, dass diese Methoden unsere Persönlichkeit zum Positiven verändern. Wir werden zu einem angenehmen Zeitgenossen für unsere Mitmenschen, unsere Ausstrahlung wächst, wir entwickeln mehr Präsenz, bekommen wieder das Heft in die Hand über unser eigenes Leben und stecken mit innerer Ruhe und heiterer Gelassenheit auch andere an.

Der 7-Tage-Plan – »Strickmuster« einer gesunden Lebensweise

Dieses 7-Tage-Programm führt Sie ein in eine basenüberschüssige Lebensweise. Basische Ernährung ist kein Verzicht, sondern kann ein Genuss sein. Außerdem ist sie gut für die Umwelt und den Planeten. Die Gerichte helfen Ihnen, Ihr Gewicht zu optimieren und sich mit vielen pflanzlichen Proteinquellen, Mineralstoffen, Ballast- und sekundären Pflanzenstoffen und natürlich Vitaminen zu versorgen. Viele Rezepte habe ich aus dem Büchlein von Suzanne Jacob, »Rezeptbuch nach dem Dr. Jacobs Weg«, unter dem Titel »SimplyEat – einfach, gut und gesund essen« kostenlos zum Download.[42] Ich habe dabei darauf geachtet, die besonders gesunden Gerichte auszuwählen. Einige Rezepte durfte ich aus den Büchern von Andrea Lapzin-Thiem übernehmen, die Sie in der Literaturliste finden. Andrea Lapzin-Thiem ist eine gesundheitsbewusste basenbetonte Gourmet-Köchin. Ihre Bücher sind auch optisch ein Gedicht. Herzlichen Dank für die Erlaubnis zum Verwenden! Bei der Auswahl legte ich besonderes Gewicht auf wenige Zutaten, eine einfache Zubereitung und guten Geschmack.

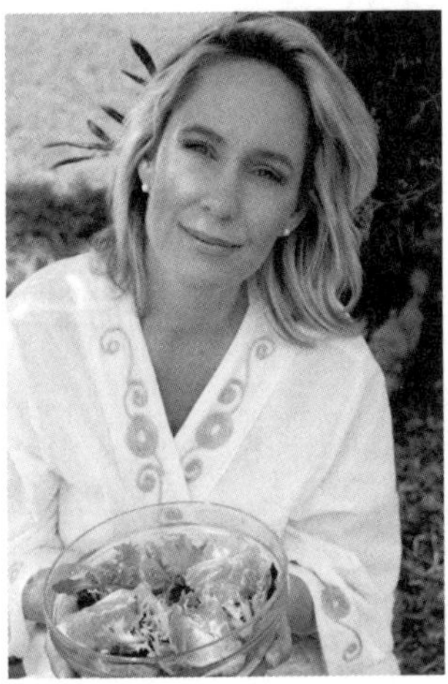

Suzanne Jacob, Autorin von »SimplyEat«

Ernährung ist nicht alles. Bewegung ist eine weitere Säule des Basischen Prinzips. Wer sich bewegt, bekommt Lust auf mehr. Fangen Sie langsam an und steigern Sie sich nach und nach. Ausdauertraining beugt Stress vor und baut Stress ab. Gelenkigkeit durch Yoga – die fünf »Tibeter« stellen ein Minimal-Programm dar – schenkt auch einen flexiblen Geist. Regelmäßigkeit

beim Bewegungstraining ist das A und O.
Atmung ist ebenfalls wichtig – und Entspannung. So habe ich auch hierfür Ideen vorgestellt. Für Entspannung empfiehlt sich Meditation oder das authentische Reiki. Durch Tiefenentspannung können Sie entgiften und das Niveau der Stresshormone senken.
Schlaf ist ebenfalls wichtig. Er sollte lang genug sein und zur rechten Zeit stattfinden. Die CD von Suzanne Jacob (über www.drjacobs.de zu bestellen) mit Sanskrit-Liedern und spanischen Liedern von Teresa von Avila stellt eine wunderschöne Einschlafhilfe dar. Das Hören hilft loszulassen und sich himmlischen Sphären zu öffnen.
Für das Entspannungs-, Bewegungs- und Atemprogramm ist natürlich etwas Zeit zu investieren. Wenn man regelmäßig meditiert – auch das authentische Reiki ist eine Form der Meditation – braucht man weniger Schlaf. Ich benötige jetzt nur noch sechs bis sieben Stunden, »vor Reiki« und »vor Meditation« acht bis neun. Wer meditiert, baut Stress ab, erlebt Tiefenentspannung und regeneriert Körper, Geist und Seele, was sonst während des Schlafes geschieht. Probieren Sie es einfach aus!

Wichtige Methoden, Tipps und Tricks für das 7-Tage-Programm

Diese Tipps und Anwendungshinweise gelten für das ganze Programm und können je nach Bedürfnissen variabel in den Alltag eingebaut und so sinnvoll genutzt werden.

DIE BAUCH-SELBSTMASSAGE

Diese Massage wurde von Dr. Franz Xaver Mayr erfunden und von Dr. Renate Collier leicht abgewandelt. Der Darm wird tonisiert, gewinnt Spannung an Stellen, wo er erschlafft ist. Und er kann sich entkrampfen, wo er zu viel Spannung aufgebaut hat und verspannt ist. Bauch-Selbstmassagen sind nicht nur während einer Kur sinnvoll, sondern prophylaktisch täglich anzuwenden. Die Massage dauert nicht mehr als 10 bis 15 Minuten. Wiederholen Sie jeden Schritt etwa dreimal!

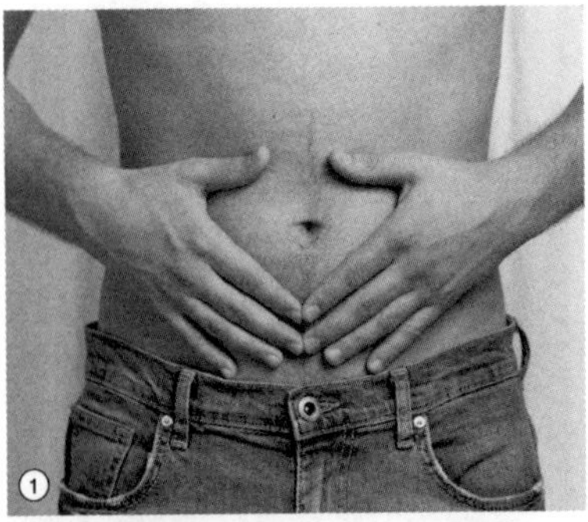

① Kontaktaufnahme: Wir legen beide Hände locker auf die Bauchdecke und spüren einfach eine Weile, wie sich der Bauch bei der Ein- und Ausatmung hebt und senkt.

Die Bauchmassage sollte im Liegen durchgeführt werden, die Bilder verdeutlichen nur die Haltung der Hände.

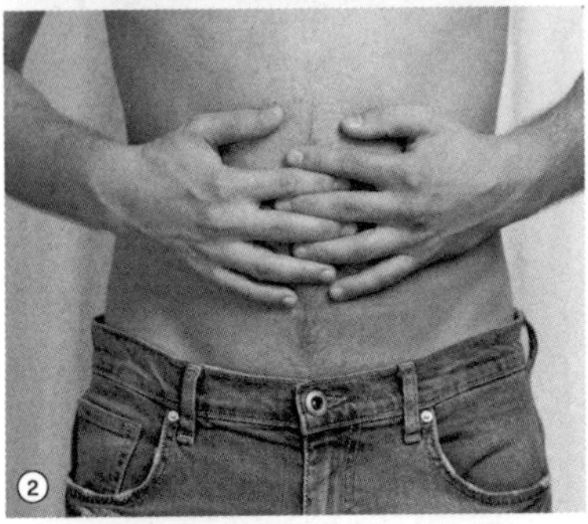

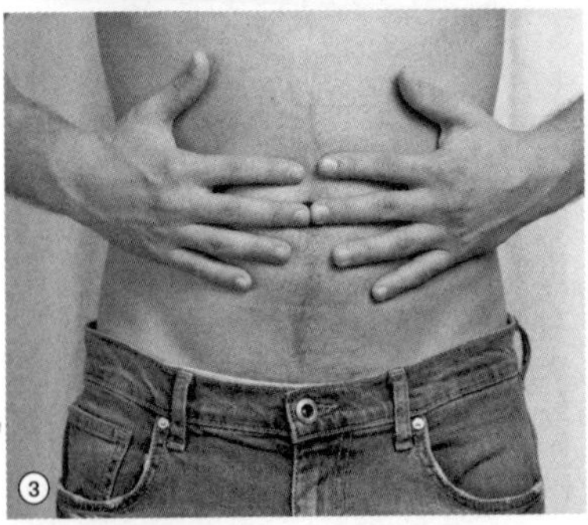

②+③ Die Fingerspitzen sind leicht ineinandergeschoben. Beim tiefen Einatmen gehen die Fingerspitzen auseinander, beim Ausatmen bewegen sie sich wieder aufeinander zu.

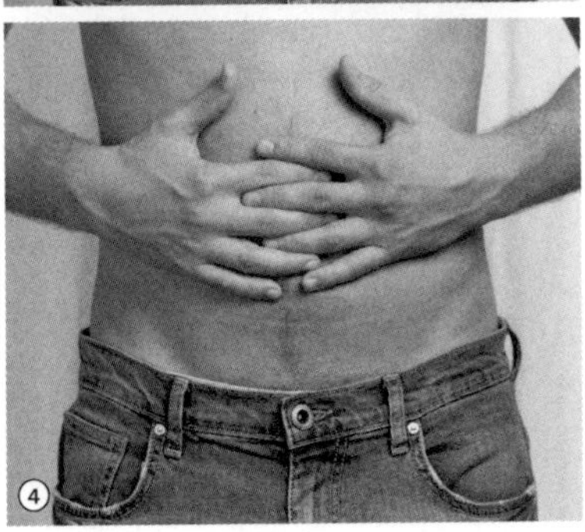

④ Jetzt verschränken wir die Hände auf der Mitte des Bauches. Die Finger bleiben zusammen. Durch die Ein- und Ausatmung entsteht ein leichter Druck auf die Darmnerven, der die Peristaltik anregt.
Nur bei der Ausatmung führen wir von außen nach innen vibrierende Bewegungen – sanftes »Schuckeln« – auf dem Bauch aus.

⑤ Wir verkanten die linke Hand in der Leistenbeuge. Dadurch können die Gedärme nicht ausweichen. Mit der rechten Hand führen wir bei der Ausatmung gegen den Uhrzeigersinn kreisende Bewegungen aus.

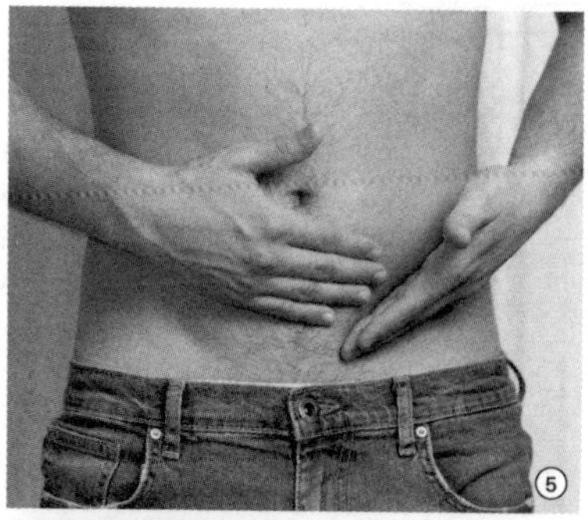

⑥ Jetzt kommt die andere Seite dran. Wir verkanten die rechte Hand in der Leistenbeuge, am sogenannten »Darmbeinkamm« als Widerstand. Mit der linken Hand führen wir kreisende Bewegungen gegen den Uhrzeigersinn aus. Wir erinnern uns: Hier verläuft der absteigende Dickdarm, der in den After mündet.

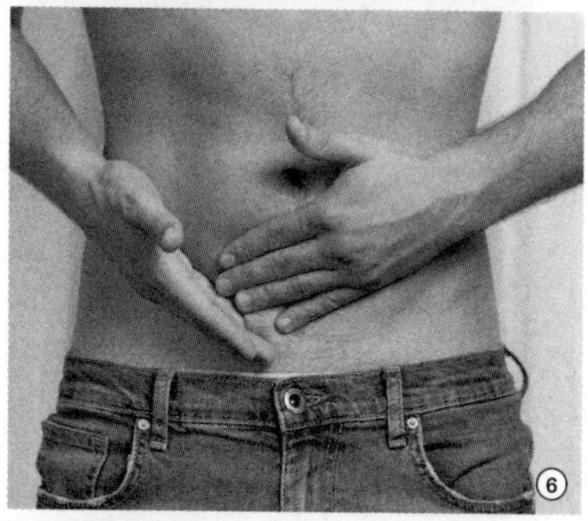

⑦ Wenn die Ausatmung einsetzt, verschieben wir mit beiden Händen die Bauchwand kreisförmig zur Bauchmitte hin und wechseln über zu vibrierenden Bewegungen. Bei der Einatmung bleiben die Hände ruhig auf dem sich vorwölbenden Bauch liegen.

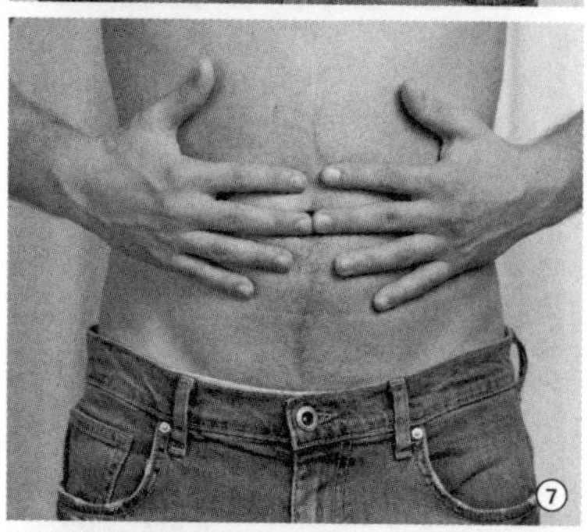

⑧ Wir legen eine Hand mittig auf den Bauch. Dann verkanten wir leicht die Kleinfingerkante in der Schambeinfurche. Mit der Ausatmung verschieben wir den gesamten Dünndarm sanft kreisend herzwärts.

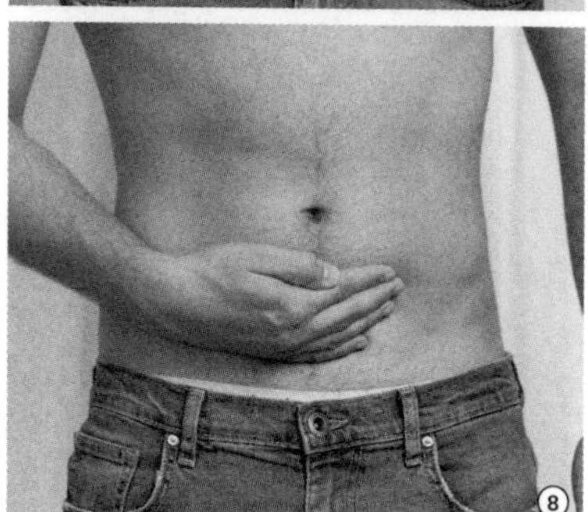

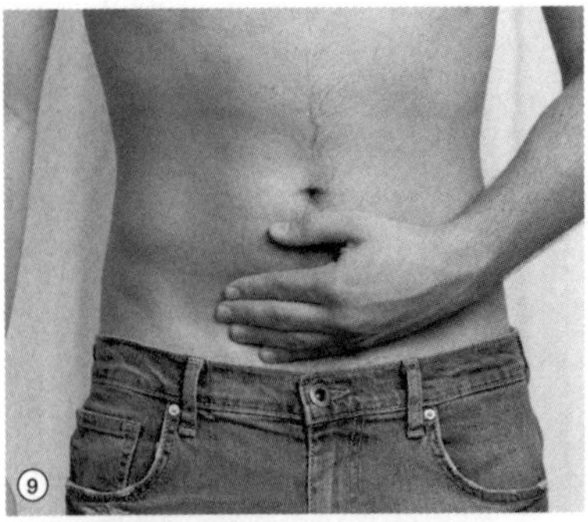

⑨ Die gleiche Massage, wie unter ⑧ beschrieben, führen wir dann auch mit der anderen Hand aus.

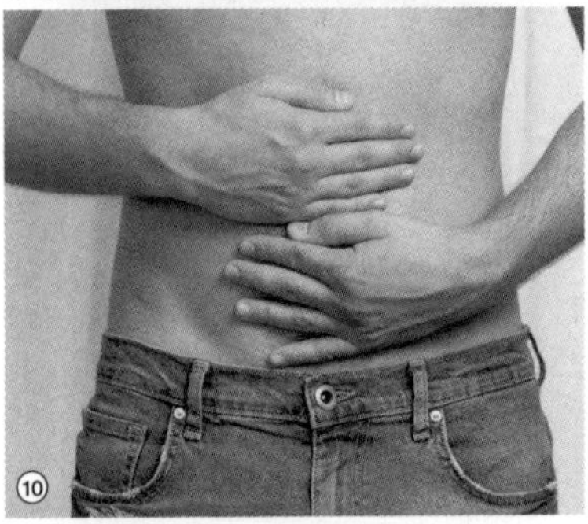

⑩ Eine Hand legen wir auf den Oberbauch, die andere auf den Unterbauch. Mit beiden Händen kreisen wir während der Ausatmung mit sanftem Druck auf dem Bauch.

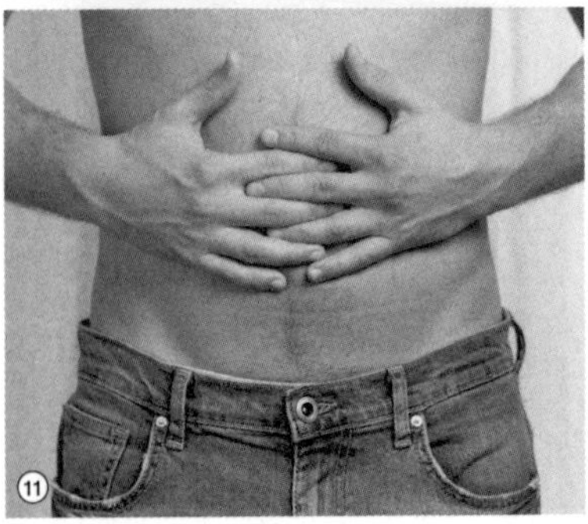

⑪ Zum Abschluss der Massage umfassen wir den Bauch von den Seiten her und drücken ihn bei der Ausatmung einige Male ganz sanft – Kinderköpfchen! – von außen nach innen.

Variante der Bauchmassage: Wir können diese Griffe alle wiederholen, wenn wir dabei die Beine aufstellen, anstatt sie auszustrecken. Damit erreichen wir andere Teile des Darms.

DIE KOPF-NACKEN-SELBSTMASSAGE

Die Kopf-Nacken-Selbstmassage im Sitzen oder im Liegen mobilisiert Säuren und aktiviert die Lymphe. Sie macht munter, gut gelaunt und schenkt klare Gedanken. Wir aktivieren Chakren, Nebenchakren und Meridiane. Prophylaktisch und therapeutisch kann sie auch bei Kopfschmerzen helfen. Führen Sie jeden Schritt etwa drei- bis fünfmal durch!

① Mit der rechten Hand massieren wir kräftig die linke Nackenpartie von hinten nach vorn durch. Dann massieren wir mit der linken Hand die rechte.

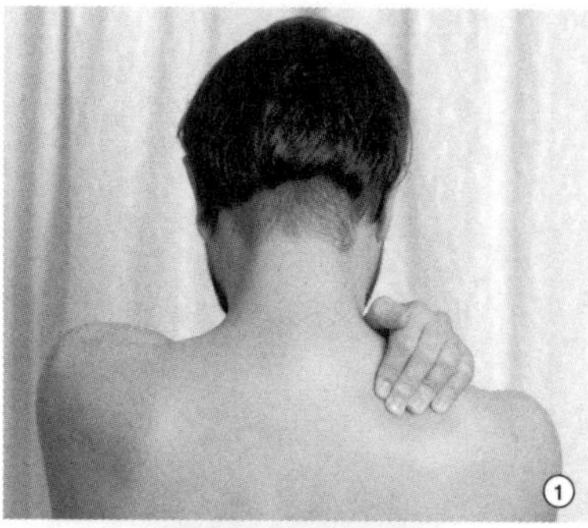

①

② Im Wechselgriff setzen wir unterhalb der Ohren an und kneten die seitlichen Halsmuskeln durch bis zu den Schultern hin.

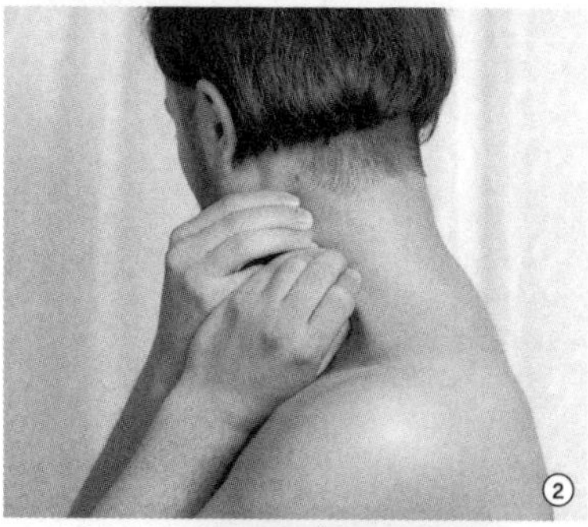

②

③ Lymphdrainage des Halses: In leichten Kreisbewegungen, mit nur sehr wenig Druck, streichen wir die Lymphe von oben nach unten aus. Wir bearbeiten dabei drei Linien. Eine führt vom Ohransatz in Richtung Schlüsselbeingrube, die zweite von der Mitte des Unterkiefers in Richtung Schlüsselbeingrube und die dritte unterhalb des Kinns auch in Richtung Schlüsselbeingrube. Wir können beide Seiten gleichzeitig bearbeiten. Nur fühlende, tastende Kreise machen, keinesfalls in die Tiefe drücken.

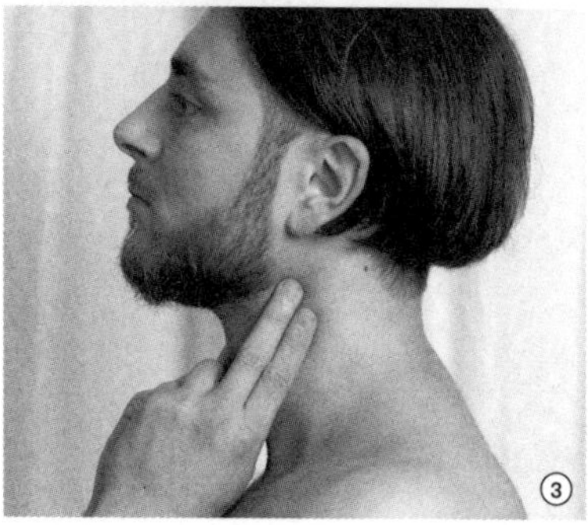

③

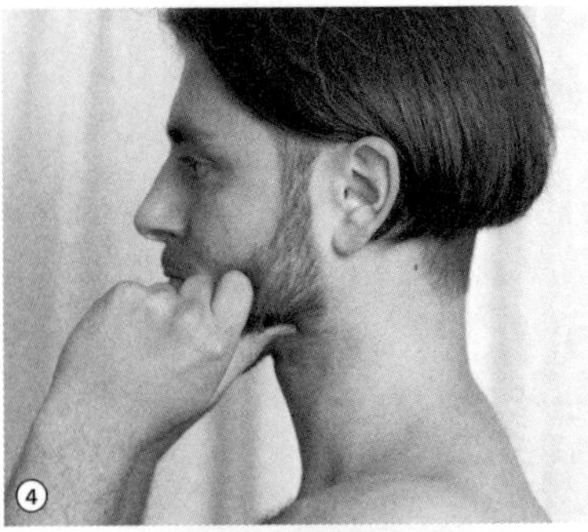

④ Gesichtsmassage: Vom Kiefer aus führen wir zum Kinn hin Kreise aus, mit stumpfem Kneifgriff (also ohne Beteiligung der Fingernägel!).

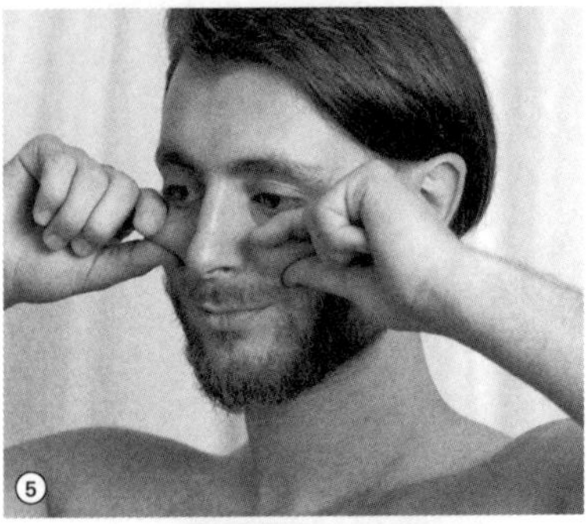

⑤ Dasselbe machen wir auf der Wange, am Kinn und zwischen Oberlippe und Nase.

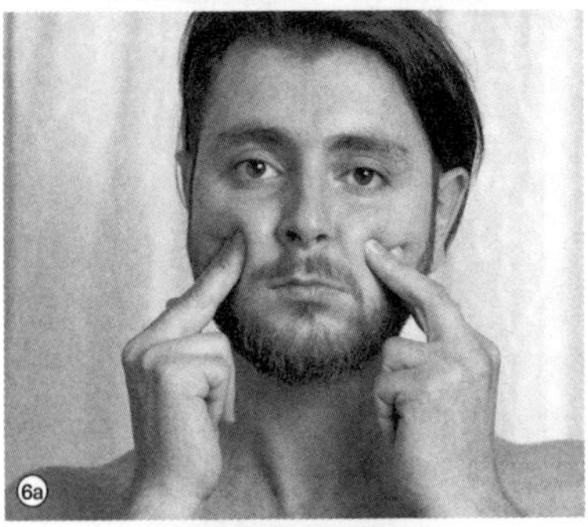

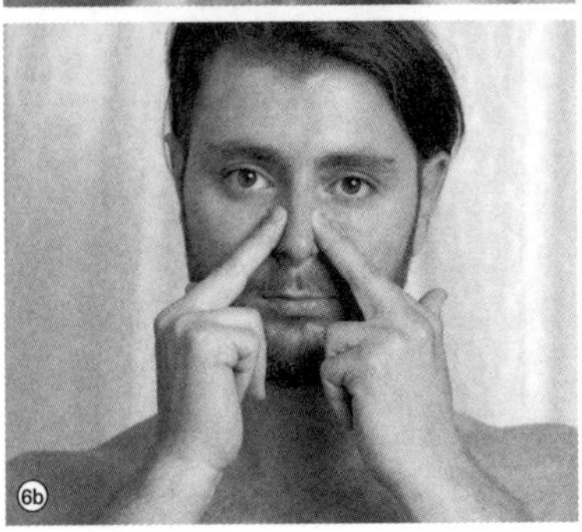

6a + 6b Mit den Zeige- und Mittelfingern gehen wir unter den Jochbeinbogen. Diese Knochenkante betrachten wir wie eine Dachtraufe. Mit kleinen spiralförmigen Bewegungen tasten wir uns vom Jochbeinbogen vor in Richtung Nasenflügel. Hier wandern wir immer noch kreisend die Knochenkante der Nase hoch, bis wir in der Nähe der Innenseite der Augen, etwa ein Zentimeter unterhalb des inneren Augenwinkels, auf eine kleine Mulde treffen, wo der Tränenkanal beginnt. Wir können wieder beide Seiten gleichzeitig und mehrmals behandeln.

⑦ Ich habe festgestellt, dass auch in den Nasenflügeln und im weichen Knorpelteil der Nase Säuren sitzen können. Also drücken und streichen wir sie beherzt mehrere Male aus.

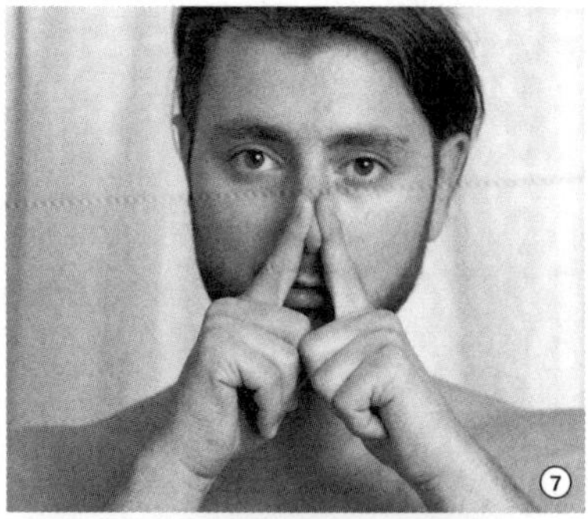

⑧ Unterhalb der Knochenkante, oberhalb des Auges entlang, machen wir sanft kleine kreisende Bewegungen von der Mitte nach außen.

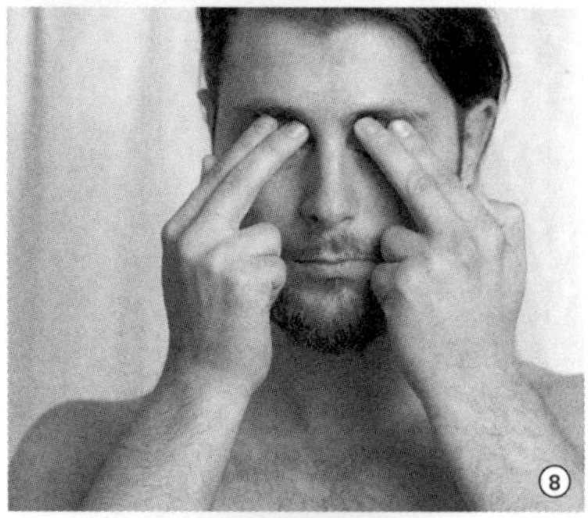

⑨ Jetzt »melken« wir die Augenbrauen aus zwischen Zeigefinger und Daumen von innen nach außen – einige Male.

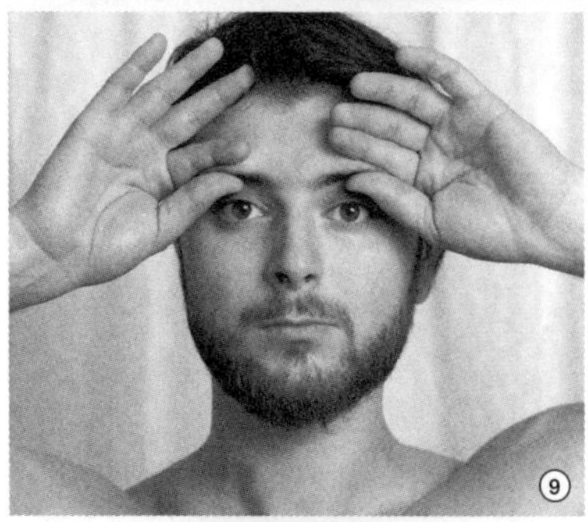

⑩ Dann legen wir alle Fingerkuppen bis auf den Daumen auf das Nasenbein auf und streichen mit Druck zur Stirnmitte. Dort verteilen wir die Finger auf die gesamte Stirnbreite und streichen diese mit mittelstarkem Druck oberhalb der Augenbrauen Richtung Ohren aus. Hier öffnen wir die Finger, sodass Klein- und Ringfinger vor dem Ohr

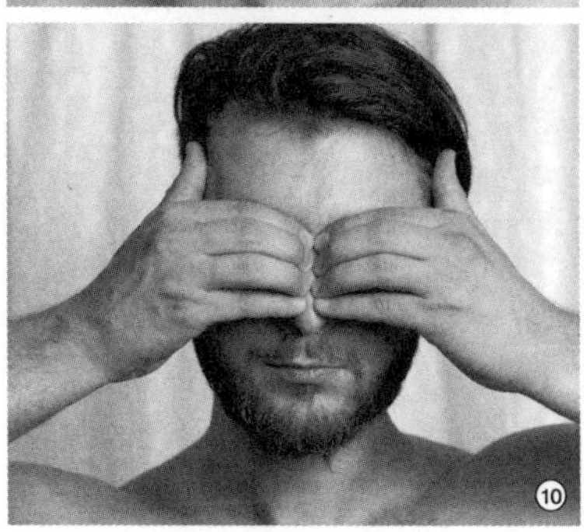

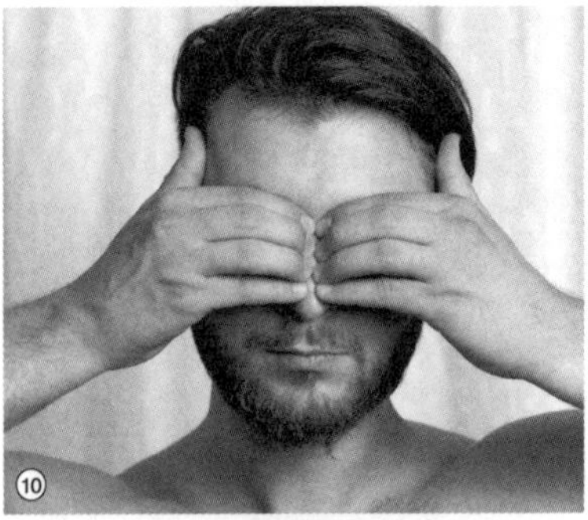

bleiben, und führen die Finger unterhalb des Ohres wieder zusammen. Sanft lassen wir den Strich in der Schlüsselbeingrube auslaufen. Dies machen wir mehrere Male. Die Variation besteht darin, dass wir das Auseinanderziehen auf der Stirn unter Druck mit kreisenden Bewegungen durchführen.

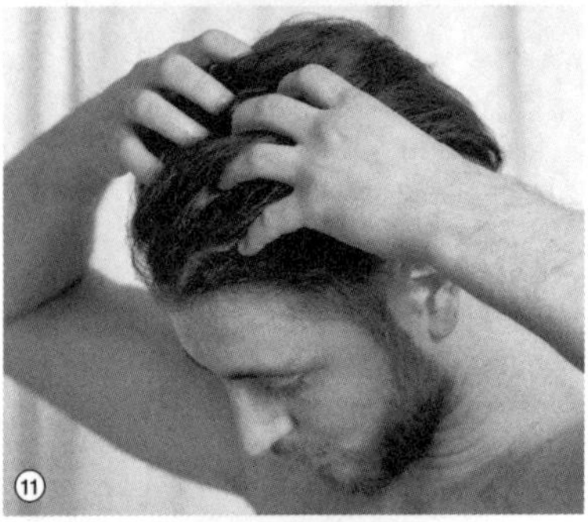

⑪ Jetzt kommen wir zum Kopf. Die Kopfhaut wird mit kreisenden Bewegungen der Fingerkuppen gegen den Schädel verschoben, wir bewegen dabei die »Kopfschwarte«. Dies geschieht unter Druck, die Ohren wackeln!

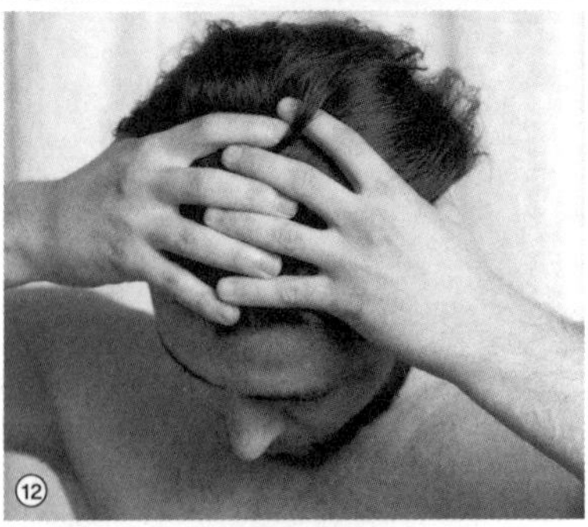

⑫ Wir stellen uns drei Scheitellinien vor: eine in der Mitte, die anderen beiden zwischen Haaransatz und Mittelscheitel. Diese Scheitel arbeiten wir mit den Fingerkuppen intensiv von vorn nach hinten durch bis in den Nacken.

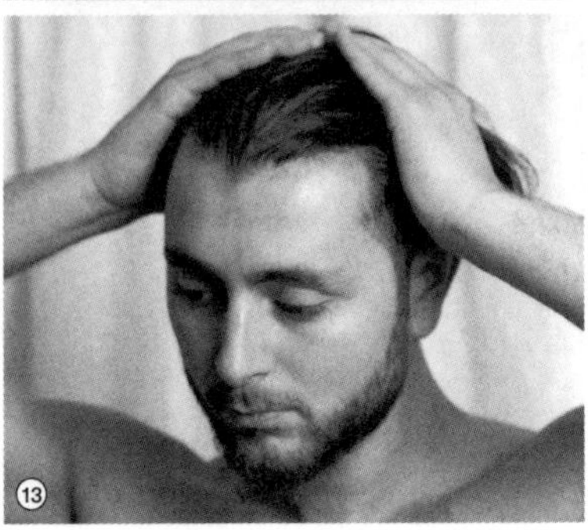

⑬ Zum Schluss streichen wir unseren Kopf mit den ganzen Händen vom vorderen Haaransatz bis in den Nacken durch, erst mit mehr Druck, wobei wir den Druck immer weiter vermindern, bis es nur noch ein Streicheln ist.

PRIEẞNITZ-GANZKÖRPERWICKEL

Dieser Wickel wurde nach Vincenz Prießnitz (1799–1851) benannt, der ein Experte für Naturheilkunde war, und von Dr. Renate Collier weiterentwickelt. Der Rumpfwickel bewirkt äußerst effektiv die Ausschwemmung von Schlacken und Säuren über die Haut.

① Sie benötigen ein Baumwoll- oder Leintuch, ein Badelaken, eine kleinere dünne Wolldecke, sechs große Sicherheitsnadeln und drei Wärmflaschen.

② Füllen Sie die drei Wärmflaschen je zur Hälfte mit heißem Wasser.

③ Legen Sie die kleinere Wolldecke quer aufs Bett, darüber das Badelaken. Darauf kommt das in kaltes Wasser getauchte und gut ausgewrungene Leintuch.

④ Halten Sie die sechs Sicherheitsnadeln griffbereit. Nun legen Sie sich selbst auf das kalte Leintuch, das bis unter Ihre Brust reicht, und platzieren eine Wärmflasche an Ihren Füßen, die anderen beiden im Nierenbereich. Dann verschließen Sie das Leintuch eng am Körper mit zwei Sicherheitsnadeln und verfahren ebenso mit dem Badetuch darüber.

⑤ Zum Schluss schlagen Sie die Wolldecke um sich und befestigen diese. Darüber können Sie ein Nachthemd oder einen Schlafanzug anziehen. Ziehen Sie jetzt die Bettdecke bis zum Kinn hoch. Das anfängliche Kältegefühl verfliegt kurz nach Anlegen des Wickels.

⑥ Liegen Sie mindestens eine Stunde in diesem Wickel, am besten über Nacht. Dieser Prießnitzsche Rumpfwickel hilft nicht nur beim Entgiften, sondern auch beim Abnehmen!

ZEN-MEDITATION

Wichtig ist, gerade zu sitzen, also eine gute Körperhaltung einzunehmen. Beim Ausatmen zählen Sie von 1 bis 10, dann atmen Sie normal ein und beginnen wieder von vorn (→ Seite 145). Langsam innerhalb von einer Woche auf 25 Minuten steigern, am besten zweimal täglich.

DIE ERSTE KOPFPOSITION DES REIKI

Zwischendurch bei Energiemangel oder Stress nehmen Sie die erste Kopfposition des Reiki ein. Legen Sie sich auf die Seite und vergraben Sie den Kopf in den Händen. Dabei decken Sie fast Ihr gesamtes Gesicht mit Ihren Händen ab. So lange – 10 bis 20 Minuten –, bis der Akku wieder aufgeladen ist und Sie sich wieder zentriert fühlen.

DR.-SHIOYA-ATEMÜBUNG

① Man sitzt aufrecht, ohne sich anzulehnen. Die Ellenbogen winkelt man im rechten Winkel an und faltet die Hände so, als ob man einen kleinen Ball umfassen würde. Das nennt man das »Mudra der Manifestation« oder die »Glocke«.

② In der ersten Phase sammelt man in seiner Vorstellung die unerschöpfliche Kraft des Universums in sich auf, während man still durch die Nase einatmet. Dann stellt man sich vor, dass die Kraft im ganzen Körper verteilt wird. Man konzentriert sich darauf, tief in den Unterleib zu atmen.

③ In der nächsten, der Anhaltephase, visualisiert man sich kerngesund und spricht innerlich »Mein ganzer Körper ist völlig gesund«. Dabei zieht man die reichliche Luft in den Unterleib, den man anspannt. Außerdem verschließt man ganz fest den After. Man hält die Luft einige Sekunden lang an – bis zu zehn Sekunden –, so lange, wie es bequem geht.

④ Während man still durch die Nase ausatmet, entspannt man den Bauch, sodass er einfällt, und atmet möglichst vollständig aus. Dabei stellt man sich vor, dass man alle Abfallstoffe ausatmet, der ganze Körper rein ist. Einen kurzen Atemzug lang atmet man normal, bevor sich die Wiederholung anschließt und alles von vorn beginnt. Diesen gesamten Zyklus wiederholt man 25-mal.

⑤ Ganz am Ende atmet man zehnmal still, langsam und tief weiter.

Mein Buch »Die Fünf ›Tibeter‹ ganz einfach – Leichte Übungen für Vitalität, Gesundheit und Jugendlichkeit« beschreibt die Hintergründe der Riten näher und stellt viele Meditationen und Chakren-Übungen verständlich dar.

DIE FÜNF »TIBETER«

Alle Yoga-Übungen sind sinnvoll aufeinander abgestimmt und regen den Energiefluss in den Haupt-Energiezentren, auch Chakren genannt, an. Dadurch beleben sie die ihnen zugeordneten Nerven, Organe und Drüsen. Darüber hinaus stärken sie wichtige Muskelgruppen, unseren ganzen Körper und machen uns geschmeidiger und gelenkiger. Die beste Wirkung haben die »Tibeter«, wenn man sie langsam und besinnlich macht und sich zwischendurch Zeit für ein paar tiefe Atemzüge lässt. Man beginnt mit drei Wiederholungen und steigert sich um zwei bis drei jede Woche, sodass man nach einiger Zeit bei 21 Wiederholungen angelangt ist. Es wäre gut, die Übungen jeden Tag zu machen.

DER ERSTE »TIBETER«

① Wir stehen aufrecht. Die Arme sind seitlich ausgestreckt, parallel zum Boden. Die Handflächen zeigen nach vorn, und die Finger liegen aneinander. Die Arme bleiben die ganze Zeit in dieser Position, und wir drehen uns nun im Uhrzeigersinn um die eigene Achse, also rechts herum.

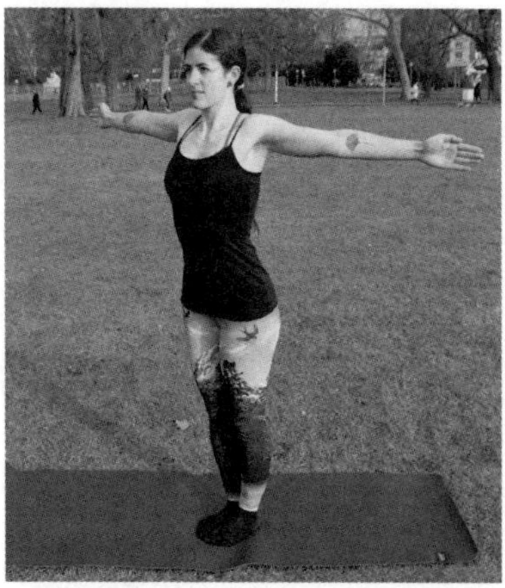

② Ohne Unterbrechung drehen wir uns so bis zu 21-mal. Sollte Ihnen leicht duselig werden, hören Sie auf.

DER ZWEITE »TIBETER«

① Für die zweite Übung brauchen wir ein Handtuch, eine Matte oder den Teppich. Wir liegen auf dem Rücken, die Beine sind gerade ausgestreckt. Die Hände liegen mit den Handflächen nach unten direkt neben dem Körper.

② Wir atmen durch die Nase ein und heben die Beine hoch – bis etwas über die Senkrechte hinaus –, während wir gleichzeitig den Kopf heben und das Kinn auf die Brust ziehen. Die Fersen drücken wir dabei nach oben und aktivieren indes die Rückenstrecker. Der gesamte Rücken und der Po bleiben auf dem Boden. Es handelt sich um eine einzige fließende Bewegung.

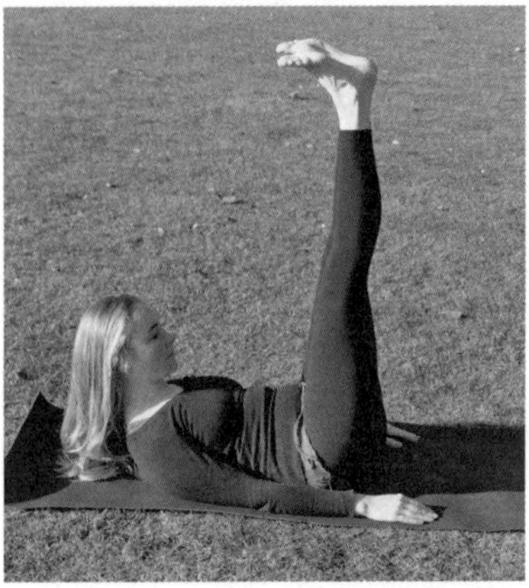

③ Jetzt atmen wir durch Mund oder Nase aus und bringen Beine und Kopf langsam zurück in die Ausgangsposition, flach ausgestreckt auf den Boden. Wir atmen beim Heben von Beinen und Kopf ein, und atmen aus, während wir sie langsam in die Ausgangsposition zurückführen.

④ Hinterher atmen wir einige Male tief ein und aus.

DER DRITTE »TIBETER«

① Bei der dritten Übung knien wir uns hin. Die Beine stehen parallel und hüftbreit auseinander. Die Zehen sind aufgestellt, und die Füße befinden sich im rechten Winkel zum Boden. Die Handflächen liegen auf der Rückseite der Oberschenkel gleich unterhalb des Pos.

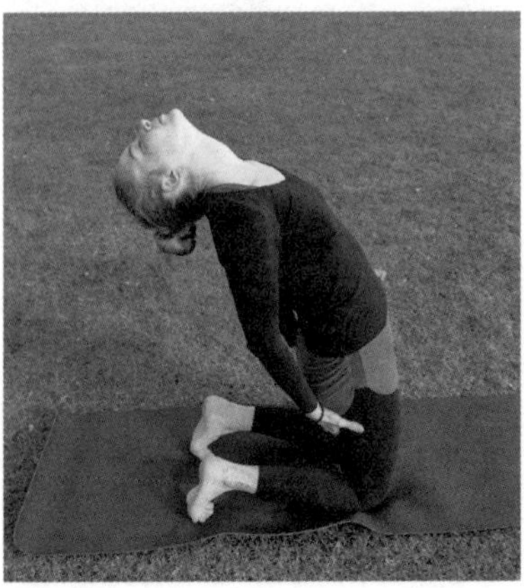

② Der Körper ist aufrecht. In der Grundstellung atmen wir ein, beim Ausatmen senken wir den Kopf Richtung Schlüsselbein. Bei der nächsten Einatmung biegen wir uns aus dem Kreuz heraus Wirbel für Wirbel nach hinten, so weit, wie es ohne Anstrengung möglich ist. Öffnen Sie beim Rückwärtsbiegen den Mund, und spannen Sie Ihre Gesäßbacken fest zusammen.

③ Während wir ausatmen, kehren wir in die Ausgangsstellung zurück. Dann beginnt wieder der Zwischenatem. Einatmen in der Grundstellung, dann ausatmend Kopf Richtung Schlüsselbein bewegen. Ohne Unterbrechung machen wir diese Bewegungsabfolge 21-mal.

DER VIERTE »TIBETER«

① Wir setzen uns auf den Boden und haben die Beine gerade nach vorn ausgestreckt. Die Füße sind ungefähr 30 Zentimeter auseinander. Die Handflächen legen wir neben den Po auf den Boden, parallel zu den Hüften. Wir atmen in dieser Grundhaltung ein und ziehen bei der Ausatmung das Kinn in Richtung Brust.

② Beim Einatmen heben wir unseren Körper vom Boden, bis der Rumpf mit den Oberschenkeln eine gerade Linie bildet, parallel zum Boden. Gleichzeitig legen wir behutsam den Kopf in den Nacken und öffnen den Mund. In dieser Position spannen wir für einen Augenblick jeden Muskel unseres Körpers an.

③ Wir atmen aus, während wir in die Ursprungsposition zurückkehren. Diesen Bewegungsablauf machen wir bis zu 21-mal und atmen zum Abschluss einige Male tief ein und aus.

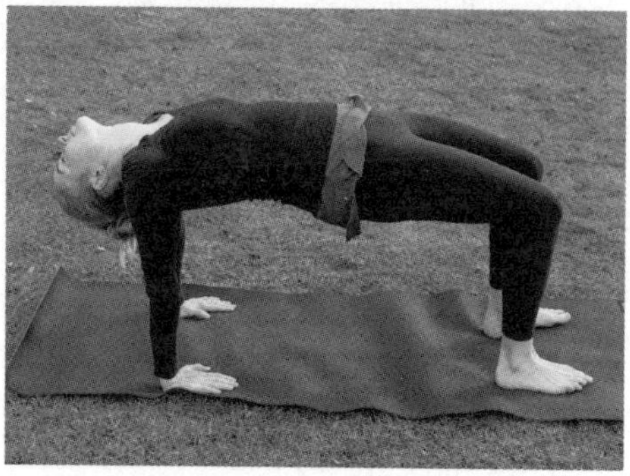

DER FÜNFTE »TIBETER«

① Wir beginnen die Übung, indem wir uns auf den Bauch legen und auf die Handflächen und die Fußballen stützen. Die Hände liegen angewinkelt, mit den Handflächen nach unten, Finger nach vorn, links und rechts neben den Schultern. Hände und Füße sind etwas mehr als hüftbreit voneinander entfernt. Die Anfangshaltung sieht so aus, als wenn wir gleich Liegestütze machen wollten.

② Wir stützen uns auf die Zehen auf und heben den Körper auf Hände und Zehen. Dann biegen wir den Kopf und den Oberkörper vorsichtig

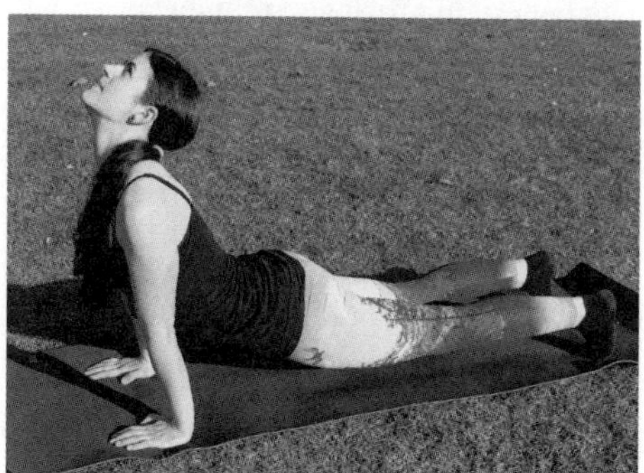

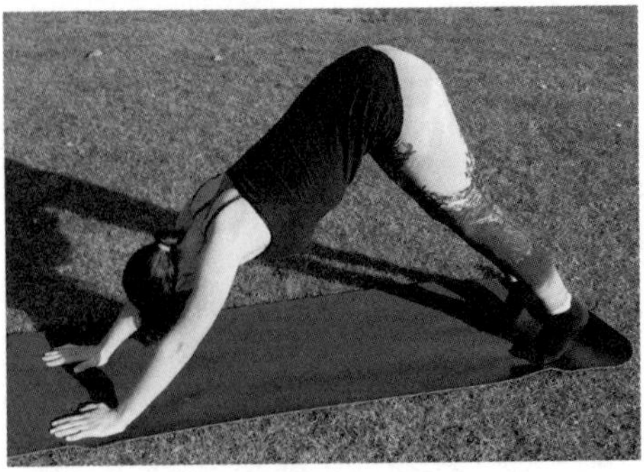

nach hinten. Der Kopf ist so weit wie möglich im Nacken.

③ Wir heben nun beim Einatmen den Po und ziehen das Kinn an die Brust. Arme und Beine bleiben dabei gestreckt, sodass unser Körper ein Dreieck – »Berg« – bildet.

④ Während wir ausatmen, kehren wir in die Ausgangsstellung – »Tal« – zurück. Wir legen unseren Körper dabei nicht ab, sondern schweben einige Zentimeter über dem Boden. Diesen Bewegungsablauf machen wir insgesamt bis zu 21-mal und atmen am Ende einige Male tief ein und aus. Beim »Berg« kann man sich seine Knie anschauen, beim »Tal« die Decke.

⑤ Wir atmen beim Zurückbiegen des Kopfes und des Oberkörpers aus und beginnen einzuatmen, sobald der Körper in die Bergbewegung übergeht. Sobald die Spitze des Berges erreicht ist und das Kinn an das Brustbein gezogen ist, beginnt die Ausatmungsphase und damit der Abbau der Übung.

»TIBETER«-ÜBUNG ZUR ENERGETISIERUNG

① Ähnlich wie die Shioya-Übung lädt diese Übung uns zur Tiefenatmung ein, die uns in unserem modernen Leben abhandengekommen ist.

② Unser Magen ist leer, das heißt, wir haben mindestens zwei Stunden vorher nichts gegessen.

③ Wir stehen aufrecht und atmen tief ein. Dann beugen wir uns zügig nach unten und atmen dabei aus. Unten angekommen, pressen wir mehrfach die Restluft aus den Lungen. Wir richten uns also mit leerer Lunge auf.

④ Oben angekommen, widerstehen wir so lange wie möglich dem Impuls einzuatmen. Am einfachsten geht dies, wenn wir die Augen schließen, dann können wir uns besser konzentrieren, und innerlich »Nein, Nein, Nein« sagen. Gleichzeitig drücken wir die Hüften runter, ziehen den Bauchnabel in Richtung

Wirbelsäule, heben das Brustbein an und lassen die Schultern unten.

⑤ Wenn es gar nicht mehr geht, atmen wir ein und lösen die Position auf und warten, bis der Atem sich wieder beruhigt hat.

⑥ Dann wiederholen wir diese Übung noch zwei- bis fünfmal, also kommen wir auf eine Wiederholungszahl von drei bis sechs.

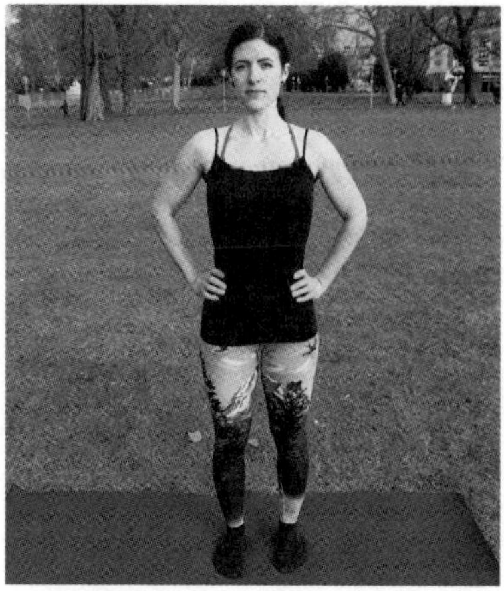

DIE RICHTIGE TRINKMENGE

Im Laufe des Tages sollten Sie zwei Liter Flüssigkeit zu sich nehmen, am besten in Form von Wasser, Kräutertees, Gemüsewasser ohne Salz, Apfelschorle. Denken Sie gleich morgens daran, die nachts verlorene Flüssigkeit von einem halben Liter auszugleichen. Wenn Ihr Urin einen niedrigeren pH-Wert als 6,5 hat, können Sie das mit dem Dr. Jacob's Basenpulver-Drink tun. In der Nacht schwitzt der Körper etwa einen halben Liter Flüssigkeit aus. Das Blut verdickt, und am Morgen ist daher das Risiko für einen Infarkt oder Schlaganfall verdreifacht (→ Seite 64, 97).

Der Kreislauf muss wieder in Schwung gebracht werden. Schon die altindische Weisheitslehre Ayurveda empfiehlt, gleich nach dem Aufstehen zwei Gläser warmes Wasser mit zwei Esslöffeln Zitronen- oder Limettensaft – Citrate!! – zu trinken.

Ist Ihr Kreislauf im Keller, weil Sie einen niedrigen Blutdruck haben – oder wenn Sie passionierter Kaffeetrinker sind –, empfehle ich den Dr. Jacob's Chi-Cafe balance. Er ist reich an Ballast- und Mineralstoffen, macht durch Guarana und grünen Kaffee munter und wirkt im Gegensatz zu normalem Kaffee basisch.

Nehmen Sie sich für unterwegs immer eine Flasche Wasser mit. Sie benötigen alle zwei Stunden ein Glas.

IHR ABENDPROGRAMM

Nehmen Sie das Abendessen am besten schon gegen 18 Uhr ein! Zu spät eingenommenes Essen wirkt säurebildend und belastet den Stoffwechsel.

Spätabends sollten Sie nicht mehr Ihr Handy checken oder vor dem Bildschirm sitzen. Alternativ empfiehlt sich eine Spezialbrille, die Blautöne herausfiltert. Außerdem sollten Sie zu später Stunde keine aufregenden Telefonate führen und auch keinen Krimi konsumieren, sondern Tierfilme oder Entspannungslektüre genießen. Auf die Spätnachrichten im Fernsehen unbedingt zugunsten einer ungestörten Nachtruhe verzichten!

Gehen Sie lieber früh schlafen, sodass Sie vor dem Weckerklingeln erwachen. Ich selbst liege auf einer TerraPro-Energieauflage zur besseren Erdung und Regeneration und verwende ein Kissen mit Nadelholzspänen: Pinene aus Fichte, alpiner oder sibirischer Zeder und anderen Nadelhölzern stärken die Funktion des Vagusnervs, sparen Herzleistung und stärken das Immunsystem.

Die Rezepte der Kur sind basenbildend. Falls Sie mehr säurebildende Lebensmittel verzehren oder deutlich übersäuert sind, können Sie vor dem Einschlafen etwa 300 ml Wasser mit 1 Messlöffel Dr. Jacob's Basenpulver plus trinken. Dieser Effekt kann auch durch zusätzliche, allerdings nur sehr große Portionen von Gemüse und Obst erzielt werden. Sie können den Verlauf Ihrer Ernährungsumstellung anhand von Urin-pH-Messungen verfolgen.

Wichtiger Hinweis zu den Rezepten: Die Rezepte von Suzanne Jacob enthalten teilweise Produkte der Dr. Jacob's Medical GmbH. Diese Produkte verleihen den basenbildenden Rezepten einen zusätzlichen Gesundheitswert, können aber oft auch ersetzt oder weggelassen werden. Wer einen normalen oder zu niedrigen Blutdruck hat, kann statt *Blutdruck-Salz* auch normales Speisesalz verwenden. Wer die langkettigen Omega-3-Fettsäuren DHA und EPA nicht ergänzen möchte, kann das *TocoProtect*-Öl auch durch ein kalt gepresstes Olivenöl ersetzen. *Granatapfel-Elixier* kann – unter Verzicht auf die bioaktiven Polyphenole – durch Balsamico-Essig ersetzt werden; Granatapfelsirup ist hier kein gesunder Ersatz, da er zu viel Zucker liefert. Statt *Chi-Café balance* zu trinken, kann man natürlich auch einfach auf Kaffee verzichten.

TAG 1

Beginnen Sie gleich morgens mit der zehnminütigen Zen-Meditation (→ Seite 155), danach machen Sie die Dr.-Shioya-Atemübung (→ Seite 156) und die »Tibeter« (→ Seite 157 ff.). Anschließend bringen Sie etwa 30 Minuten Joggen, Power Walking, Radeln auf dem Hometrainer, Wippen auf dem Zimmertrampolin, Nordic Walking, Inline Skaten oder Schwimmen auf Trab. Trinken Sie ausreichend!

REZEPTE FÜR TAG 1

Die Rezepte sind immer für 2 Personen, wenn nicht anders angegeben.

Frühstück: Beeren-Smoothie

Enthält wertvolle Antioxidantien aus den Beeren und Fettsäuren aus den Sonnenblumenkernen, Avocado und Leinsamen. Ergibt eine Art Frühstücksbrei in Rohkostqualität.

1 Tasse Beeren (z. B. Johannis- oder Erdbeeren) • 2 EL gekeimte Sonnenblumenkerne • 1 Avocado • 1 EL Rosinen • 1 EL Leinsamen • Etwa ½ l Wasser

Zubereitung:
Alle Zutaten mit dem Wasser im Mixer pürieren.

Mittagessen: Salat norddeutscher Art

½ Endiviensalat oder 1 Romana • Saft von 1 Zitrone • Dattelsirup ca. 1 EL (basisch) • 1 EL eingeweichte Rosinen • 2 TL Dr. Jacob's DHA + EPA vegan TocoProtect

Zubereitung:
Salat waschen und zerkleinern. Weitere Zutaten zugeben und alles gut vermischen.

Mittagessen: Süßkartoffelgemüse mit Auberginen

2 mittelgroße Süßkartoffeln • 1 große Aubergine • 1 kleine Zucchini • 3 EL Bratöl • 30 g frischer Ingwer • 2 EL Anis (ganz) • 100 g Pinienkerne • 200 g Tofu • 1 EL Sojasoße • 40 ml passierte Tomaten • 50 ml Sojadrink • 2 EL Paprikagewürz edelsüß • 1 ½ EL Kräuter der Provence • Salz und Pfeffer

Zubereitung:

1 Den Backofen auf 200 Grad Heißluft vorheizen. Süßkartoffeln, Aubergine und Zucchini putzen, waschen, in mundgerechte Stücke schneiden und in eine Auflaufform geben. 2 EL Bratöl (HO-Sonnenblumenöl) dazugeben, alles gut vermengen und im Backofen 30 Minuten lang backen.

2 Währenddessen den Ingwer klein schneiden und zusammen mit Anis, Pinienkernen und Tofu in einer großen Pfanne für ein paar Minuten in 1 EL Bratöl anbraten.

3 Die Sojasoße hinzugeben, kurz weiterbraten und zur Seite stellen.

4 Das fertig gebackene Gemüse aus dem Backofen nehmen und zu dem Tofu in die große Pfanne geben.

5 Passierte Tomaten und Sojadrink dazugeben, mit Paprikagewürz und Kräutern der Provence würzen und gut vermengen.

6 Noch einmal kurz erwärmen und mit Salz – Dr. Jacob's Blutdruck-Salz – und Pfeffer abschmecken. Nach Belieben mit Kräutern dekorieren.

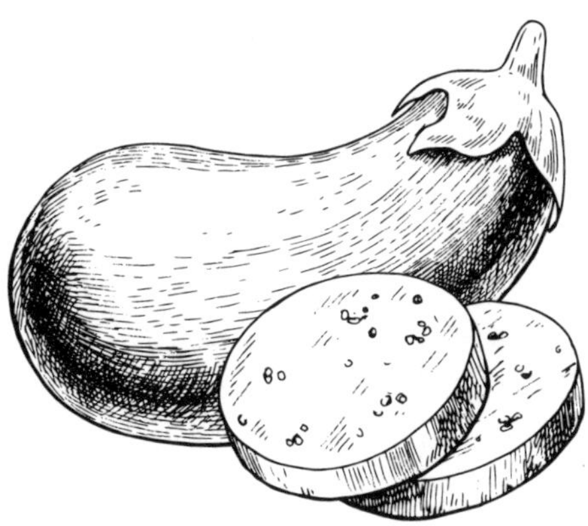

Abendessen: Orientalische Kürbissuppe

Für 4 Personen

1 kleiner Hokkaidokürbis • 2–4 Kartoffeln • 1 große Zwiebel • 2–4 Karotten • Salz • 1 Msp. Kurkuma • ¼ TL weißer Pfeffer • 1–2 TL Rosenpaprika • ⅓ TL Koriander • 1 Prise Chilipulver

Fürs Gomasio (Sesamsalz): 100 g Sesam • 10 g Dr. Jacob's Blutdruck-Salz

Zubereitung:

1 Hokkaido waschen, halbieren, Kerngehäuse aushöhlen und den Kürbis in grobe Stücke schneiden. Der Hokkaido muss nicht geschält werden.

2 Das restliche Gemüse säubern, bei Bedarf schälen und in grobe Stücke schneiden. Gemüse mit Salz und Kurkuma in einen Topf geben und mit so viel Wasser aufgießen, dass das Gemüse knapp mit Wasser bedeckt ist.

3 Einmal kurz aufkochen lassen und dann bei geringer Hitze 15 Minuten garen. Danach würzen und mit dem Pürierstab pürieren.

4 Fürs Gomasio Sesam in einer fettfreien Pfanne kurz anrösten. Die Sesamkörner sollen nicht braun werden.

5 Danach zusammen mit dem Salz in einer elektrischen Kaffeemühle oder mithilfe eines starken Mixers mahlen, sodass Salz und Sesam gut vermischt sind.

6 Beim Verzehr nach Bedarf mit Dr. Jacob's Blutdruck-Salz würzen.

7 Gomasio passt zu allen salzigen Gerichten, bringt leicht nussige Würze ohne aufdringlichen Sesamgeschmack und spart viel Salz. Man kann es in einem Glas mit Schraubverschluss aufbewahren.

TAG 2

Gönnen Sie sich abends zusätzlich im Bett eine Bauch-Selbstmassage (→ Seite 147 ff.). Sie entspannt und beruhigt die Gedanken.

Vielleicht möchten Sie vor dem Einschlafen eine Zen-Meditation (→ Seite 155) zur Tiefenentspannung machen, um den Tag harmonisch ausklingen zu lassen.

REZEPTE FÜR TAG 2

1. Frühstück: Grüner Power-Smoothie

½ Ananas • 1 Apfel • 130 g Babyspinat • 1 EL Honig oder Ahornsirup oder Akazienhonig • 500 ml stilles Mineralwasser

Zubereitung:

1 Die Ananas schälen und das Fruchtfleisch grob würfeln. Den Apfel waschen, schälen, vom Kerngehäuse befreien und grob würfeln. Den Spinat waschen, verlesen und abtropfen lassen.

2 Die Ananas- und Apfelstücke mit Spinat und Honig oder Pflanzensüße in den Mixer geben. Das Wasser einfüllen und alles fein pürieren, dabei nach Bedarf noch etwas kaltes Wasser ergänzen.

3 Den Smoothie in Gläser geben und servieren. In einer Thermoskanne im Kühlschrank ist das leckere Getränk bis zu 2 Stunden haltbar.

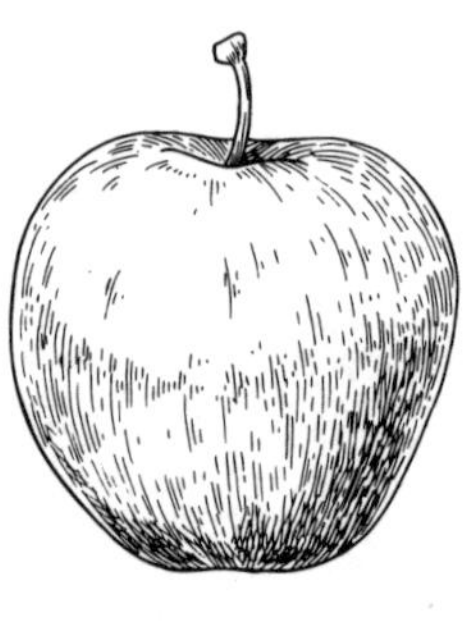

2. Frühstück: Chia-Pudding mit Himbeeren

6 EL Chiasamen • 400 ml Haferdrink (oder eine andere pflanzliche Milchalternative) • 200 g tiefgekühlte Himbeeren

Zubereitung:

1 Am Vorabend die Chiasamen in den Haferdrink einrühren. Während der ersten 10 Minuten alle 2 bis 3 Minuten umrühren. Anschließend im Kühlschrank über Nacht quellen lassen.

2 Die Himbeeren in einer Schüssel über Nacht im Kühlschrank auftauen lassen. Am Morgen mit dem ausgetretenen Saft unter die fertig gequollenen Chiasamen mischen.

3 Den Pudding nach Belieben garnieren, zum Beispiel mit einem Minze- oder Zitronenmelisse-Blatt.

4 Wenn Sie den Chia-Pudding tagsüber essen wollen, sollten Sie ihn 2 Stunden vorher ansetzen.

Mittagessen: Brokkoli mit Rosinen

2 Brokkoli • 10 getrocknete Tomaten (optional) • ½ Zwiebel • ½ TL Kurkuma • 1 TL Schwarzkümmelsamen, im Mörser gestoßen • 2 TL Öl • 60 ml Wasser nach Bedarf • 1–2 EL Lactirelle (mit Cassis, ohne Zucker – von Dr. Jacob's) • 4 EL Rosinen • 100 g brauner Reis oder Hirse • 2 EL Dr. Jacob's DHA + EPA vegan TocoProtect

Zubereitung:

1 Den Brokkoli waschen und in Röschen zerteilen, die getrockneten Tomaten in feine Streifen und die Zwiebel in Halbringe schneiden. Den Reis bzw. die Hirse nach Packungsanleitung zubereiten.

2 Die Gewürze mörsern und in Öl anrösten. Getrocknete Tomaten, Zwiebel und Brokkoli hinzugeben. Evtl. noch etwas Wasser zufügen.

3 Zum Schluss die Rosinen und Lactirelle zugeben und 5 Minuten durchziehen lassen. Unter den fertigen Reis bzw. die Hirse das DHA + EPA vegan TocoProtect mischen und gemeinsam mit dem Brokkoli servieren.

4 Nach Bedarf mit Dr. Jacob's Blutdruck-Salz abschmecken.

Abendessen: Grüne Basensuppe mit Quinoa

4 mittelgroße Kartoffeln • 500 ml Gemüsebrühe • 1 Kopf Brokkoli • 100 g Kokosmilch • 125 g Feldsalat • Dr. Jacob's Blutdruck-Salz • Pfeffer • Muskat • Quinoa nach Belieben

Zubereitung:

1 Die Kartoffeln schälen und in Scheiben schneiden. In einem Topf zusammen mit der Gemüsebrühe zum Kochen bringen und etwa 10 Minuten bei reduzierter Hitze köcheln lassen.

2 Anschließend den gewaschenen, in Röschen zerteilten Brokkoli dazugeben und weitere 10 Minuten köcheln lassen. Der geschälte und in Scheiben geschnittene Strunk kann mitverwendet werden.

3 Kurz vor Ende der Garzeit die Kokosmilch und den Feldsalat in die Suppe geben und das Ganze pürieren.

4 Mit Salz, Pfeffer und Muskat abschmecken.

5 Servieren Sie die Suppe am besten zusammen mit Quinoa.

Tipp Gönnen Sie sich abends ein Basen-Bier! Verwenden Sie Basenpulver mit 0,5 l alkoholfreiem und kalorienarmem Bier, zum Beispiel Jevers Fun: einfach 1 Messlöffel Dr. Jacob's Basenpulver ins Bier mischen. Fertig!

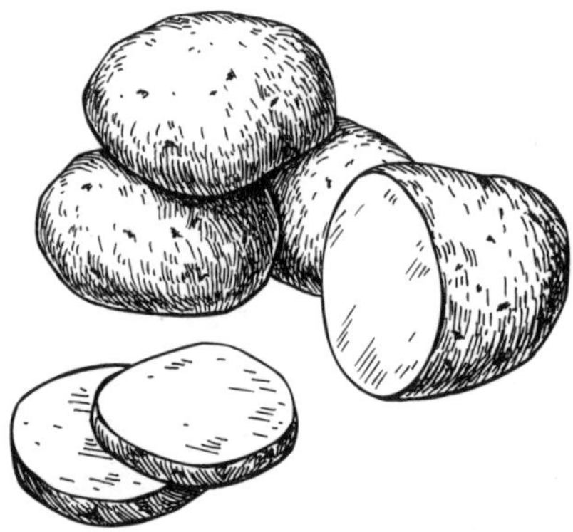

TAG 3

Beginnen Sie den Tag mit einer Kopf-Nacken-Massage (→ Seite 151 ff.) im Bett. Danach meditieren Sie oder gönnen sich für mindestens eine halbe Stunde eine Reiki-Behandlung. Wie wär's danach mit den »Tibetern« (→ Seite 157 ff.)? Sie fühlen sich jetzt sicher frisch. Wenn Sie morgens Zeit haben, machen Sie jetzt – sonst nach der Arbeit oder in der Mittagspause – eine halbstündige Radtour, gehen flotten Schrittes oder werkeln etwas im Garten. Bevor Sie abends einschlafen, machen Sie sich eine Bauch-Selbstmassage (→ Seite 147 ff.) nach Dr. Renate Collier.

Lassen Sie sich abends von der zauberhaften Stimme von Suzanne Jacob in den Schlaf wiegen. Sie werden sich beim Zuhören in höheren Sphären wähnen.

REZEPTE FÜR TAG 3

Frühstück: Buchweizenmüsli

2 Pfirsiche oder anderes Obst der Saison • 100 g Buchweizenflocken • 2 EL Chiasamen • 200 ml Soja- oder Haferdrink • 4 EL Dr. Jacob's Granatapfel-Elixier • Dr. Jacob's Blutdruck-Salz • Zimt nach Geschmack

Zubereitung:
Das Obst waschen, klein schneiden und mit den restlichen Zutaten in einer Schüssel vermischen.

»Salty Sweater«-Sportdrink bei übermäßigem Schwitzen

1 Messlöffel Dr. Jacob's Basenpulver • 500 ml Gemüsesaft mit Meersalz • 500 ml Sprudelwasser

Zubereitung:
Alles gut miteinander vermischen. Vielleicht sind Sie erst am Abend zum Sport gekommen und schwitzen. Wer nicht viel schwitzt, nimmt Gemüsesaft ohne Salzzusatz.

Mittagessen: Backofengemüse

400 g Bio-Kartoffeln • 2 Zwiebeln • 250 g grüner Spargel • 100 g Champignons • 1 Zucchini • 2 TL frischer oder getrockneter Rosmarin • 2 EL Olivenöl • ½ TL Dr. Jacob's Blutdruck-Salz

Zubereitung:

1 Kartoffeln gut waschen und mit der Schale in dünne Scheiben schneiden. Zwiebeln schälen und in Ringe schneiden. Den Spargel im unteren Drittel schälen und ggf. halbieren. Champignons und Zucchini waschen und in Scheiben schneiden.

2 Frischen Rosmarin hacken.

3 Alle Zutaten in einer Schüssel mischen und anschließend auf einem Backblech verteilen. Bei 180 Grad Umluft ca. 30–45 Minuten im Backofen garen.

Abendessen: Salat mit Power-Dressing

4 Handvoll grüner Salat (z. B. Mini-Romanasalat, Feldsalat, Kopfsalat) • 1 gelbe Paprikaschote • 1 Granatapfel • 3 EL Dr. Jacob's Granatapfel-Elixier mediterran • 1 EL Balsamico-Essig • 2 EL Leinöl • Dr. Jacob's Blutdruck-Salz • Pfeffer

Zubereitung:

1 Den Salat in einem Sieb unter fließendem Wasser waschen, abtropfen lassen und in mundgerechte Stücke schneiden oder zupfen. Die Paprika ebenfalls waschen, entkernen und in Streifen schneiden.

2 Den Salat und die Paprikastreifen auf zwei Teller verteilen. Den Granatapfel halbieren und die roten Fruchtkerne vorsichtig herauslösen.

3 Für das Dressing Granatapfel-Elixier mediterran, Balsamico-Essig und Leinöl in einem Schälchen verrühren und mit Dr. Jacob's Blutdruck-Salz und Pfeffer abschmecken.

4 Das Dressing und die Granatapfel-Kerne auf den Salat geben – fertig!

TAG 4

Morgens können Sie eine Bauch-Selbstmassage (→ Seite 147 ff.) durchführen, das regt die Verdauung an und bringt den Kreislauf auf Trab. Vielleicht haben Sie heute Morgen Zeit für eine Reiki-Ganzbehandlung zur Stärkung des Immunsystems, zur Aktivierung der Selbstheilungskräfte und zur Tiefenentspannung. Danach folgen die »Tibeter« (→ Seite 157 ff.) und die Dr.-Shioya-Übung (→ Seite 156).

Abends empfehle ich ein Basenbad mit Meeresalgen-Badesalz von Guam. Danach könnten Sie mit einem Prießnitz-Ganzkörperwickel (→ Seite 155) ins Bett gehen. Was man dafür braucht, und wie man ihn anlegt, habe ich in meinem Buch »Azidose-Therapie« beschrieben mit Abbildung. Sie entsäuern dann nicht nur in der Nacht, sondern Ihr Darm wird sanft massiert.

REZEPTE FÜR TAG 4

Basendrink

2 Messlöffel Dr. Jacob's Basenpulver plus • 2 l Wasser • 4 EL Zitronen- oder Limettensaft • Etwas Ingwerpulver (optional)

Zubereitung:

Mischen Sie alles gut miteinander.

Tipp Trinken Sie von dieser basischen, isotonen und mineralstoffreichen »Limo« gleich morgens nach dem Aufstehen einen halben Liter und den Rest über den Tag verteilt.

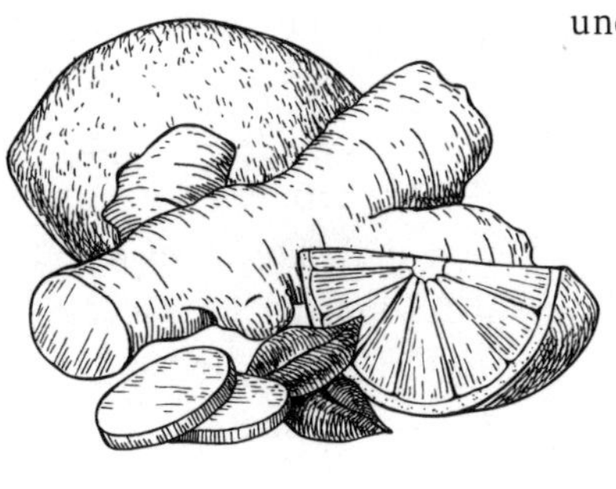

Frühstück: Ayurvedischer Frühstücksbrei

1 EL Kokosöl • 1 EL Mandeln • 1 cm Ingwerwurzel optional • 1 Handvoll Rosinen • 1 EL Sonnenblumenkerne oder Lieblingsnüsse • 100 g Buchweizen- oder Dinkelvollkornflocken • 1 Apfel • Zimt • Honig oder Ahornsirup

Zubereitung:

1 Kokosöl in einem kleinen Topf erhitzen. Mandeln und Kerne, den Ingwer und die Rosinen anrösten.

2 Anschließend die Flocken darübergeben und gut unterrühren. Wasser aufgießen, sodass die Flüssigkeit ca. 1 cm über den Flocken steht. Bei kleiner Hitze köcheln lassen, bis das Wasser vollständig aufgesogen ist.

3 Einstweilen den Apfel entkernen und würfeln und mit wenig Wasser und Zimt weich dünsten.

4 Nun den Apfel zur Flocken-Nuss-Mischung geben und mit Honig oder Ahornsirup nach Belieben süßen. Den Apfel und die Hälfte der Rosinen kann man auch roh lassen, dann wird der Frühstücksbrei bissfester.

Mittagessen: Gebackene Süßkartoffel mit Guacamole

Für 1 Person

1 mittelgroße Süßkartoffel • Bei Bedarf etwas Kokosöl • 1 Tomate • 1 kleine geschälte Zwiebel • 1 Avocado • 1 Spritzer Zitrone • Kala Namak • 1 Avocado, in Scheiben geschnitten • Etwas Schnittlauch • Schwarzer Sesam

Zubereitung:

1 Die Kartoffel säubern und der Länge nach halbieren. Den Backofen oder Airfryer auf 180 Grad vorheizen und die beiden Hälften mit der Schnittfläche nach oben 25–30 Minuten backen. Wer mag, kann die Oberfläche nach dem Garen mit etwas Öl einstreichen.

2 Für die Guacamole die Tomate und Zwiebel in kleine Würfel schneiden, die Avocado entkernen und das Fruchtfleisch mit der Gabel zerdrücken, Zitronensaft und Kala Namak hinzufügen und alles gut miteinander vermischen.

3 Wer es gern feiner hat, mixt ein Püree und richtet es auf den Süßkartoffelhälften an. Mit den Avocadoscheiben belegen und mit Kräutern und Sesam bestreuen.

Mittagessen: Salat mit »Zaubersoße«

125 ml Olivenöl • 250 ml Wasser • Saft von 1 Zitrone • 2 gr. geschälte Knoblauchzehen • 4–5 entkernte Datteln • 1 gehäufter Esslöffel dunkles Mandelmus • 1 gehäufter TL Dr. Jacob's Blutdruck-Salz • Pfeffer

Zubereitung:

Alle Zutaten in einen Mixer geben und so lange pürieren, bis die Soße schön sämig ist.

Tipp Diese Soße ist vielfältig einsetzbar. Statt Öl kann man auch ½ bis 1 pürierte Avocado nehmen. Die Soße passt gut zu Kopf-, Feld- oder Endiviensalat.

Abendessen: Fruchtiger Hirse-Gemüse-Salat auf Salatbett

Für 4 Personen

200 g Hirse • 60 g Sojaschnetzel (fein) • 2 gr. Zucchini • 2 große Karotten • 400 g grüner Salat (z.B. Mini-Romanasalat) • 1–2 EL Bratöl • 2 TL Paprika (edelsüß) • 2 TL Sojasoße • 1 TL Asafoetida • 2 EL Majoran • 3 ½ EL Hefeflocken • ½ TL Chilipulver • 1 TL Orangenöl • 275 g passierte Tomaten • 1 TL SteviaBase von Dr. Jacob's • 2 EL Leinöl • Dr. Jacob's Blutdruck-Salz

Zubereitung:

1 Die Hirse in etwa 200 ml Wasser kurz aufkochen und auf der ausgeschalteten Herdplatte ca. 10 Minuten ausquellen lassen. Danach zum Abkühlen auf die Seite stellen.

2 Währenddessen die Sojaschnetzel kurz in Wasser aufkochen. Anschließend das Wasser in einem Sieb mit einem Löffel herausdrücken.

3 Zucchini und Karotten waschen, putzen und in Würfel schneiden. Salat waschen und klein schneiden. Die Sojaschnetzel kurz in Bratöl anbraten. Zucchini, Karotten, Paprikagewürz, Asafoetida und Sojasoße hinzugeben und kurz weiterbraten.

4 Das fertig gebratene Gemüse unter die Hirse heben und das Ganze mit Majoran, Hefeflocken, Chilipulver, Orangenöl, passierten Tomaten, SteviaBase und Leinöl vermischen.

5 Mit Dr. Jacob's Blutdruck-Salz abschmecken und auf dem grünen Salat servieren.

TAG 5

Ich schlage vor, den Tag mit einer Bauch-Selbstmassage (→ Seite 147 ff.) im Bett zu beginnen. Danach empfehle ich die Dr.-Shioya-Atemübung (→ Seite 156) vielleicht mit der Affirmation »Ich danke für die große Gesundheit für mich und meine Familie«. Die »große« Gesundheit schließt die seelische Ebene mit ein. Die »Tibeter« (→ Seite 157 ff.) machen Sie fit und gelenkig. Haben Sie neben dem Ausdauersport fest zweimal Krafttraining in dieser Woche eingeplant? Muskelpflege ist sicher ähnlich wichtig wie Zähneputzen. 35 Minuten sind ausreichend, so absolvieren Sie etwa zehn Geräte und trainieren an jedem bis zu 120 Sekunden. Denken Sie daran, dass Muskeln die doppelte Menge Kalorien benötigen wie Bindegewebe oder Fettgewebe. Haben Sie Muskelkater von den »Tibetern« oder dem Krafttraining? Dies ist ein gutes Zeichen! Ihre Reservemuskeln werden aktiviert, sie bauen Muskelmasse auf.

Den Tag können Sie mit dem Hören der wunderbaren CD von Suzanne Jacob ausklingen lassen.

REZEPTE FÜR TAG 5

Frühstück: Buchweizen-Beeren-Müsli

1 Tasse Buchweizenflocken • 1 EL Aronia-Beeren • 1 EL Rosinen • 250 ml Wasser • Mandeldrink • Zerkleinerte Walnüsse

Zubereitung:

1 Die Buchweizenflocken mit den Aronia-Beeren und den Rosinen in 250 ml Wasser aufkochen und etwa 10 Minuten köcheln lassen.

2 Mandeldrink dazugeben und mit Walnusssplittern dekorieren.

Mittagessen: Gemüsepfanne mit Quinoa

Quinoa enthält neben Mineralstoffen auch Betain für eine gesunde Leberfunktion sowie Lysin, eine wichtige essenzielle Aminosäure, welche die Gefäse stabilisiert. Zudem hat Quinoa einen niedrigen glykamischen Index (GI).

150 g Quinoa • 1 Süßkartoffel • 1 Fenchelknolle • 1 Zucchini • 1 Aubergine • 1 EL Sesamöl • 2 EL Chiasamen • Je ½ TL Thymian und Oregano • Pfeffer • Nach Bedarf Dr. Jacob's Blutdruck-Salz

Zubereitung:

1 Quinoa mit doppelter Menge an Wasser aufkochen, anschließend 10 bis 15 Minuten in der Restwärme garen. Überschüssiges Wasser abgießen.

2 Währenddessen das Gemüse waschen, entkernen und in Würfel schneiden, Süßkartoffeln und Fenchel etwas feiner, und mit 1 EL Sesamöl in einer beschichteten Pfanne anbraten.

3 Die Chiasamen unterrühren und mit Gewürzen, Kräutern und Blutdruck-Salz abschmecken.

4 Das Gemüse mit dem Quinoa anrichten.

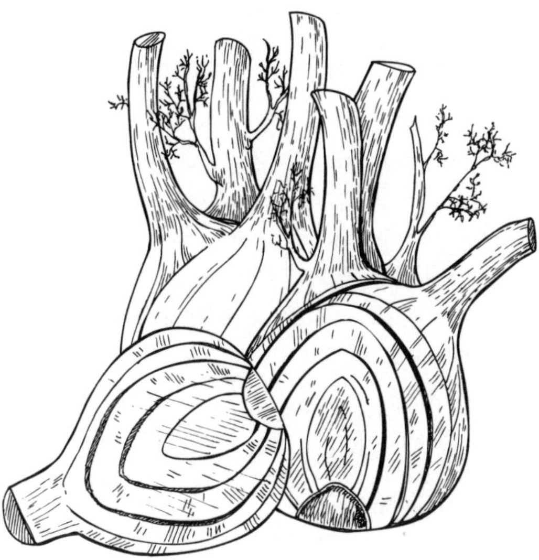

Abendessen: Paprika-Hirsebratlinge mit Karottensalat

Für 3–4 Personen

150 g Hirse • 1 Zwiebel • 2 Knoblauchzehen • Kokosöl • Je ½ grüne, rote und gelbe Paprika • 1 EL Mandelmus • Dr. Jacob's Blutdruck-Salz • Hefefreies Gemüsebrühpulver • Paprikapulver

Zubereitung:

1 Hirse nach Anleitung kochen und in eine Schüssel geben.

2 Die geschälte und gewürfelte Zwiebel und Knoblauchzehen in Kokosöl anbraten.

3 Die in kleine Stücke geschnittene Paprika hinzufügen, bissfest braten und zur Hirse geben.

4 Die Gewürze hinzufügen, alles gut miteinander vermengen. Der Teig sollte am besten mit den Händen geknetet werden. Daraus anschließend zehn Burger formen.

5 In einer gut beschichteten Pfanne in heißem Kokosöl von beiden Seiten braten. Vorsichtig wenden.

Power-Salat

500 g Karotten • 1 Apfel • 1 Zwiebel • 1 Handvoll Petersilie • 2 EL Sesamöl • ½ Zitrone • 1 EL dunkles Mandelmus • Pfeffer • Dr. Jacob's Blutdruck-Salz nach Bedarf • 1 TL Kürbiskerne

Zubereitung:

1 Karotten und Apfel waschen und raspeln. Zwiebel schälen und fein würfeln. Petersilie klein schneiden und alles miteinander vermischen.

2 Aus Sesamöl, Zitronensaft, Mandelmus, Salz und Pfeffer eine Marinade herstellen und unter den Salat heben. Mit einem Topping aus Kürbiskernen und Petersilie servieren.

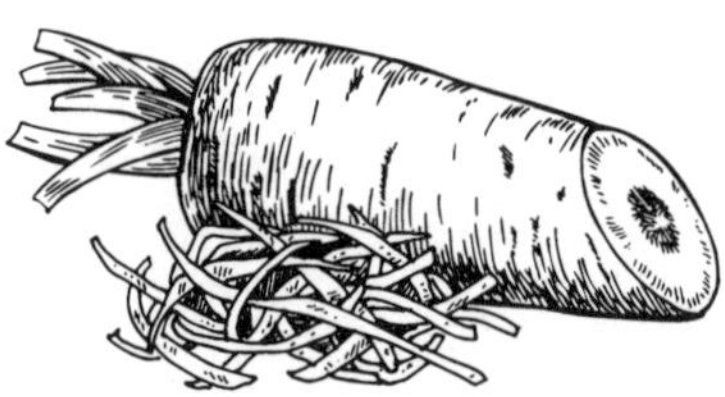

TAG 6

Wenn Sie einen Reiki-Kurs belegt haben, beginnen Sie den Tag vielleicht mit einer Reiki-Behandlung. Hinterher fühlen Sie sich sowohl erfrischt als auch entspannt. Wenn Sie lieber eine Zen-Sitzmeditation machen (→ Seite 155), können Sie auch Ihre Hände auf den oberen Brustbereich legen, aufs Herzchakra. Das ist der Sitz bedingungsloser Liebe, von der wir selbst mehr brauchen, aber auch unsere Umgebung und der ganze Planet mit allem, was darauf lebt. Dann empfehle ich auch für den Rücken, die einfachen »Tibeter«-Übungen zu machen einschließlich der Übung zur Energetisierung (→ Seite 157 ff.). Vielleicht haben Sie danach Lust auf ein paar Liegestütze.

Ein gesundes Trink-Reglement (→ Seite 161) haben Sie sich sicherlich mittlerweile angewöhnt. Zur Unterstützung deponieren Sie einfach überall gefüllte Gläser, wo Sie sich öfter aufhalten. Sie stolpern dann optisch darüber, dass es mal Zeit ist für einen großen Schluck oder gar ein ganzes Glas. Schaffen Sie sich Viertelliter-Gläser an, dann können Sie besser überblicken, ob Sie Ihr Tagessoll von 1,5 bis 2 Litern erfüllt haben. Ist Ihnen das Ausdauertraining schon zur guten Gewohnheit geworden? Draußen Sport zu betreiben ist besonders schön. Wir verbinden uns mit der Natur und atmen besonders in Nadel- und Mischwäldern wertvolle Aerosole ein, die unser Immunsystem stärken. Wenn der Nacken im Laufe des Tages verspannt, geben Sie sich eine zwanzigminütige Kopf-Nacken-Selbstmassage (→ Seite 151 ff.), oder schauen Sie im Adressteil (→ Seite 185) oder im Internet, ob jemand in Ihrer Nähe wohnt, der die Azidose-Massagen nach Dr. Renate Collier beherrscht. Gönnen Sie sich eine solche Massage und vielleicht auch noch eine Rückenmassage.

Wenn das Wetter es erlaubt, machen Sie vor dem Schlafengehen einen Spaziergang. In der hellen Jahreszeit kann die Dämmerung magisch sein. In der dunklen Jahreszeit reicht das Licht einer Stadt aus, Sie sicher durch Parks zu führen. Geben Sie sich vor dem Einschlafen eine Bauch-Selbstmassage (→ Seite 147 ff.), dies hilft, vom Aktivitäts-Nerv Sympathikus auf den Entspannungs-Nerv Vagus umzuschalten. Ihr Handy schalten Sie bitte während der Nachtruhe auf Flugmodus oder stellen es aus. Auch Elektrosmog wirkt säurebildend im Organismus. Im Schlafzimmer sollte es kühl und dunkel sein, auch frische Luft ist wichtig.

REZEPTE FÜR TAG 6

Zum Munterwerden: Chi-Cafe

Zum Munterwerden empfehle ich Chi-Cafe balance mit Ballaststoffen aus der Akazienfaser sowie basischen Mineralstoffen.

3 TL Chi-Cafe balance • 1,5 TL SteviaBase • 130 ml kalter Sojadrink oder Kokosdrink • 70 g Crushed Ice

Zubereitung:

Mischen Sie alles, und servieren Sie es in einem hohen Glas!

Frühstück: Getoastete Süßkartoffel mit Obst

Für 1 Person

2 Scheiben Süßkartoffel je 0,5 cm dick • 1 TL helles oder dunkles Mandelmus • 1 Pflaume • 1 Banane • ½ Apfel • Ein paar Trauben • Saft einer ½ Zitrone • Mandeln und/oder Walnüsse • Schwarzer Sesam

Zubereitung:

1 Die Süßkartoffelscheiben im Toaster auf höchster Stufe dreimal toasten.

2 Beide Scheiben mit etwas Mandelmus bestreichen.

3 Obst waschen, in Scheiben schneiden und auf die Toastscheiben legen.

4 Zitronensaft darüberträufeln und mit Mandeln, Nüssen und Sesam garnieren.

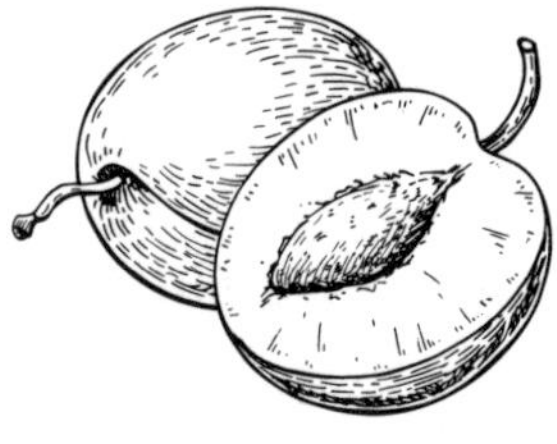

Mittagessen: Reisbratlinge mit Sesam und Kürbiskernen und Salat

Für 4 Personen

Bratlinge: 250 g roter Reis • 4 Karotten • 2 EL Sesam • 2 EL Kürbiskerne • 4 EL gefriergetrocknete Salatkräuter • 4 EL Seidentofu • 1 ½ EL Basilikum-Pesto • 2–4 EL Speisestärke (z. B. Mondamin) • 2 EL Bratöl • Dr. Jacob's Blutdruck-Salz

Soße: 1 Avocado • ½ Orange • 100 g Sojajoghurt • ½ TL Zitronensaft • Dr. Jacob's Blutdruck-Salz • Pfeffer

Salat: 400 g Salat (z. B. Feldsalat, Mini-Romanasalat, Endivien) • 3 EL Dr. Jacob's Granatapfel-Elixier mediterran • 1 ½ EL Balsamico-Essig • 1 TL Dr. Jacob's DHA + EPA vegan TocoProtect

Zubereitung:

1 Den roten Reis nach Packungsanleitung kochen.

2 Währenddessen die Karotten säubern, schälen und klein reiben. Den gekochten Reis etwas abkühlen lassen.

3 Anschließend die geriebenen Karotten, Sesam, Kürbiskerne, Salatkräuter, Seidentofu und Basilikumpesto dazugeben und mit der Hand gut verkneten. So viel Speisestärke zugeben, bis sich aus der Masse weiche Bällchen formen lassen.

4 Die Bällchen flach drücken und in Bratöl in einer Pfanne bei mittlerer Hitze von beiden Seiten ca. 4 Minuten braten, bis sie braun werden und die Oberfläche knusprig ist.

5 Während die Bratlinge in der Pfanne sind, für die Soße aus der Avocado das Fruchtfleisch herauslösen und in eine Schüssel geben.

6 Die Orange schälen und eine Hälfte zusammen mit dem Sojajoghurt und dem Zitronensaft zu der Avocado geben. Alles gut pürieren und mit Dr. Jacob's Blutdruck-Salz und Pfeffer abschmecken.

7 Den Salat waschen und klein schneiden. Aus dem Granatapfel-Elixier mediterran, dem Balsamico-Essig und dem DHA + EPA vegan TocoProtect ein Dressing herstellen und über den Salat geben.

8 Alles zusammen auf einem Teller anrichten und servieren.

Abendessen: Brokkoli-Bohnen-Suppe

200 g Brokkoli (TK) • 150 g Brech-Bohnen (TK) • 75 g 8-Kräutermischung (TK) • 200 ml Kokosdrink • 200 ml Wasser • 4 ml Dr. Jacob's AminoBase • 1 TL Dr. Jacob's Blutdruck-Salz • Pfeffer • 1 daumenbreites Stück Ingwer, klein geschnitten

Zubereitung:

1 TK-Gemüse in 200 ml Wasser in einem Topf mit Deckel ca. 10 Minuten gar kochen. Anschließend die angetaute Kräutermischung unterrühren und kurz aufkochen. Den Kokosdrink einrühren und vom Herd nehmen.

2 AminoBase durch ein Sieb über das Gemüse streichen und dann mit einem Handmixer alles fein pürieren.

3 Mit den Gewürzen abschmecken und warm servieren.

Nachtisch

1 Packung TK-Himbeeren 15 Minuten antauen lassen und genießen. Auf Wunsch mit 1 EL Ahornsirup vermengen.

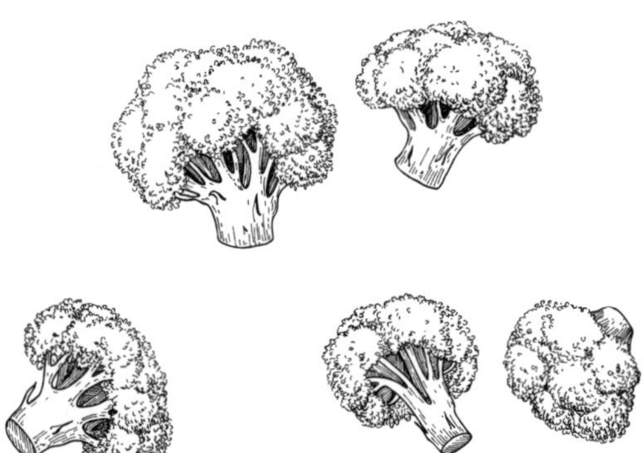

TAG 7

Liebe Leserin, lieber Leser, Glückwunsch, heute ist schon der siebte Tag in meiner Art »Challenge« – das heißt Herausforderung –, in der Sie die Prinzipien einer basenbetonten Lebensweise ausprobierten und in Ihren Alltag integriert haben. Sie kennen jetzt das »Strickmuster«, was Ihnen hilft, auch dauerhaft eine gesunde, das heißt vitalstoffreiche und kalorienarme Ernährungsweise zu praktizieren und feste Zeiten für Entspannung, Bewegung und Atemübungen in Ihren Tagesablauf einzuplanen.

Gesundheit ist nicht alles, aber ohne Gesundheit ist alles nichts, wie der Philosoph Arthur Schopenhauer sagte. Henry Ford stellte einmal fest: »Gesundheit gibt es nicht im Handel, sie wird erkämpft durch Lebenswandel.« Wie Sie bisher schon sehen konnten, ist allerdings eine gesunde Lebensweise kein ständiger Kampf. Ungesunde Gelüste machen nur am Anfang ein Problem. Der Weg des genussvollen Verzichts nach Dr. Jacob ist ausschließlich der Verzicht auf Künstliches und Ungesundes. Der Genuss steht im Vordergrund. Gesundheit darf lecker schmecken! Mit Bewegung, Entspannungsmethoden und Atemübungen werden Sie ein neues Niveau an strahlender Gesundheit erreichen, und das dauerhaft. Sie werden wahrscheinlich mehr Energie haben als je zuvor. Die brauchen Sie, um Ihre Projekte zu verwirklichen und einen Beitrag fürs Ganze, für das Wohl von allem und allen bringen zu können. Erst ein sinn-volles Leben macht auf Dauer glücklich. Sie sind auf dem besten Weg.

Nach dem Aufwachen werden Sie vermutlich jetzt schon selbst gern einen halben Liter körperwarmes Wasser trinken. Dann empfehle ich entweder eine Kopf-Nacken-Massage im Liegen (→ Seite 151 ff.) im Bett, die Dr.-Shioya-Übung (→ Seite 156) und danach alle »Tibeter«

Denken Sie daran, sich vielleicht das ein oder andere Rezeptbuch von der Basen-Köchin Andrea Lapzin-Thiem zu bestellen und sich die »Simply Eat«-Broschüre von Suzanne Jacob runterzuladen oder als Print-Ausgabe zu bestellen. Die Auswahl an Rezepten, die einfach und schnell zubereitet werden können, ist beeindruckend. Wenn Sie dieses wichtige Material haben, kommen Sie ins Fülle-Bewusstsein, was gesundes Essen betrifft.

(→ Seite 157 ff.). Danach begeben Sie sich vielleicht »auf die Piste«, also nach draußen für ein Bewegungsprogramm. Gern auch im Winter, weil wir dann sowieso mehr im »Stubenhockermodus« sind. Ihre eigene »Heizung« haben Sie ja dabei, Ihnen wird bei Bewegung sicher nicht kalt werden.

Abends empfehle ich dieses Mal eine beruhigende Zen-Meditation (→ Seite 155) oder eine Reiki-Behandlung.

REZEPTE FÜR TAG 7

Frühstück: Herzhafte Buchweizen-Crêpes

Für 3 Personen

Crêpes: 100 g Buchweizenmehl • 50 g gepuffter Amaranth • 150 ml Haferdrink • 100 ml Mineralwasser ohne Kohlensäure • 2 EL Bratöl

Füllung: 200 g Salatgurke • 2 Tomaten • 100 g Salat (z. B. Feldsalat oder Mini-Romanasalat) • Ca. 100 g herzhafter pflanzlicher Aufstrich • 1 EL Leinöl • 2 EL Dr. Jacob's Granatapfel-Elixier mediterran • 1 EL Balsamico-Essig • Dr. Jacob's Blutdruck-Salz • Pfeffer

Zubereitung:

1 Für die Crêpes Buchweizenmehl, Amaranth, Haferdrink und Mineralwasser mit einem Handrührgerät vermixen. In einer Pfanne das Öl erhitzen und Crêpes herausbacken.

2 In der Zwischenzeit Gurke, Tomaten und Salat putzen und waschen. Gurke und Tomaten klein schneiden, Salat in mundgerechte Stücke zerteilen.

3 Aus Leinöl, Granatapfel-Elixier mediterran, Balsamico-Essig, Dr. Jacob's Blutdruck-Salz und Pfeffer ein Dressing anrühren und über den Salat geben und gut untermischen.

4 Den fertigen Salat auf die Crêpes verteilen, einwickeln und genießen.

Tipp Für eine süße Variante können Sie als Füllung frische Heidelbeeren, Himbeeren oder Erdbeeren verwenden.

Mittagessen: Curry-Lauch-Pfanne mit Kichererbsen

2 Stangen Lauch • 5–6 Karotten • 150 g braune Champignons • 2 EL Bratöl • 265 g Kichererbsen (aus dem Glas) • 250 ml Hafersahne • 3–4 TL Curry • 1 TL Paprikagewürz • Frische Petersilie • Dr. Jacob's Blutdruck-Salz • Pfeffer

Zubereitung:

1 Lauch, Karotten und Champignons putzen, waschen und in mundgerechte Stücke schneiden. In Bratöl etwa 5 Minuten anbraten und mit Hafersahne ablöschen.

2 Abgetropfte Kichererbsen, Curry und Paprika dazugeben, mischen und mit geschlossenem Deckel 10 bis 15 Minuten köcheln lassen.

3 Währenddessen die frische Petersilie klein schneiden. Unter das fertig gegarte Gemüse rühren, und alles mit Dr. Jacob's Blutdruck-Salz und Pfeffer abschmecken.

Abendessen: Mediterraner Nudelsalat mit Artischocken

100 g Vollkornnudeln • 250 g Cherrytomaten • 2 Frühlingszwiebeln • 2 rote Paprikaschoten • 30 g Kapern (1 kl. Glas) • 50 g Walnüsse • 1 Handvoll Basilikumblätter • 1 Zitrone • 125 g Sojajoghurt • 1 TL mittelscharfer Senf • 3 TL Paprikagewürz (edelsüß) • Pfeffer • Dr. Jacob's Blutdruck-Salz • Optional: 1–2 EL Dr. Jacob's Granatapfel-Elixier mediterran

Zubereitung:

1 Nudeln bissfest kochen. Anschließend mit kaltem Wasser abschrecken und etwas abkühlen lassen.

2 Cherrytomaten, Frühlingszwiebeln und Paprikaschoten waschen und putzen. Cherrytomaten vierteln, Frühlingszwiebeln in Ringe und Paprika in Stücke schneiden.

3 Kapern und Artischockenherzen halbieren. Anschließend die Walnüsse mit der Hand klein drücken und die Basilikumblätter in Streifen schneiden. Das Gemüse zusammen mit den restlichen Zutaten unter die fertig gekochten Nudeln mischen.

4 Die Zitrone auspressen. Den Zitronensaft zusammen mit den restlichen Zutaten zu einem Dressing verarbeiten. Das Dressing unter den Salat mischen, mit Pfeffer und Dr. Jacob's Blutdruck-Salz abschmecken.

Literatur

Bilgri, Anselm: »Vom Glück der Muße«, Piper Verlag, München 2014

Bracht, Dr. Petra: »Meine Gesundheitsformel«, Gräfe und Unzer Verlag, München 2019

Dickreiter, Dr. med. Bernhard: »Chronisch gesund statt chronisch krank«, Heyne Verlag, München 2019

Fuhrmann, Dr. Joel: »Eat for Health«, Unimedica Verlag, Kandern 2016

Fuhrmann, Dr. Joel: »Fastfood kann tödlich sein«, Unimedica Verlag, Kandern 2019

Greger, Dr. Michael: »How Not to Die«, Unimedica Verlag, Kandern 2018

Gröber, U.,Holick, M.F. »Vitamin D: Die Heilkraft des Sonnenvitamins«, Wissenschaftliche Verlagsgesellchaft, Stuttgart 2014

Jacob, Dr. med. Ludwig Manfred: »Dr. Jacob Ernährungsplan«, Dr. Jacob's Medical, Taunusstein 2019

Jacob, Dr. med. Ludwig Manfred: »Dr. Jacobs Weg des genussvollen Verzichts«, Nutricamedia Verlag, Heidesheim 2013

Jacob, Dr. med. Ludwig Manfred: »Prostatakrebs Kompass«, Nutricamedia Verlag, Heidesheim 2014

Jacob, Dr. med. Ludwig Manfred: »Unter Druck? Bluthochdruck erkennen und natürlich senken«, Nutricamedia Verlag, Heidesheim 2019

Jacob, Suzanne: »Simply Eat«, Dr. Jacob's Medical, Taunusstein 2018

Lapzin-Thiem, Andrea: »Kokosnuss küsst Lemongras«, Laupp & Göbel Verlag, Gomaringen 2018 (Eigenverlag www.andreakochtbasisch.de)

Lapzin-Thiem, Andrea: »Süßkartoffel und Kokosnuss«, Laupp & Göbel Verlag, Gomaringen 2019 (Eigenverlag www.andreakochtbasisch.de)

Leitzmann, Claus: »Veganismus«, C.H. Beck Verlag, München 2018

Müller-Wohlfahrt, Dr. H.-W.: »Mensch, beweg dich!«, dtv Verlag, München 2004

Ornish, Dean: »Revolution in der Herztherapie«, Kreuz Verlag, Stuttgart 1992

Ott, Ulrich: »Gesund durch Atmen«, O.W.Barth Verlag, München 2018

Oz, Dr. Mehmet: »Essen heilt«, Südwest Verlag, München 2019

Rauch, Eric: »Die Darmreinigung nach Dr. med. F.X. Mayr«, Goldmann Verlag, München 2011

Rastocny, Dr. med. Stefan: »Gesundheit für Alle«, Schirner Verlag, Darmstadt 2017

Ricard, Matthieu: »Meditation«, Knaur Verlag, München 2011

Rittenau, Niko: »Vegan-Klischee ade!«, Ventil Verlag, Main 2018

Segatz, Helga: »Einfach atmen«, rororo Verlag, Reinbek 2018

Shioya, Nobuo: »Der Jungbrunnen des Dr. Shioya«, Koha Verlag, Burgrain 2006

Simonsohn, Barbara: »Azidose-Therapie«, Schirner Verlag, Darmstadt 2017

Simonsohn, Barbara: »Das authentische Reiki«, Jim Humble Verlag, Roermond NL 2018

Simonsohn, Barbara: »Die Reiki-Schule für Einsteiger«, Schirner Verlag, Darmstadt 2018

Simonsohn, Barbara: »Die Fünf ›Tibeter‹ ganz einfach – Leichte Übungen für Vitalität, Gesundheit und Jugendlichkeit«, Schirner Verlag, Darmstadt 2020

Simonsohn, Barbara: »Fasten leicht gemacht, Verjüngen und entgiften zu Hause«, Schirner Verlag, Darmstadt 2017

Simonsohn, Barbara: »Gerstengrassaft«, Windpferd Verlag, Oberstdorf 2014

Spork, Peter: »Wake up!«, Hanser Verlag, München 2014

Strunz, Dr. med. Ulrich: »forever young«, Gräfe und Unzer Verlag, München 2000

Stürmer, Ernst: »Atme dich gesund«, Bildbuch Multimediaverlag, Wien A 1996

Van Limburg Stirum, John: »Moderne Säure-Basen-Medizin«, Hippokrates Verlag, Stuttgart 2008

Verband für ganzheitliche Gesundheitsberatung (Hrsg.), »Stress, Stoffwechsel, Cortisol. Wirkungsvolle Maßnahmen gegen Erschöpfung, Übergewicht, Graue Haare, Glatze, Immunschwäche, Diabetes, Krebs, Übersäuerung, Magen-Darm-Beschwerden, Bluthochdruck, Schlaganfall, Herzinfarkt«, o. J., www.gesundheitsverband.net

Vorster, Albrecht: »Warum wir schlafen«, Heyne Verlag, München 2019

Worlitschek, Michael: »Der Säure-Basen-Haushalt«, Haug Verlag, Heidelberg 1996

Weitere Bücher von Barbara Simonsohn

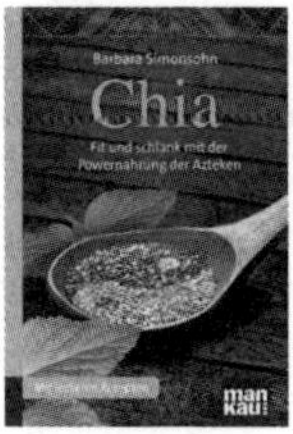

Chia
Fit und schlank mit der Powernahrung der Azteken
ISBN 978-3-86374-296-6
Mankau Verlag

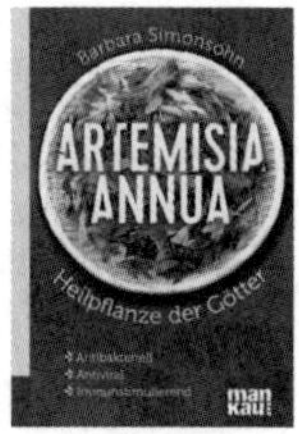

Artemisia annua – Heilpflanze der Götter
ISBN 978-3-86374-474-8
Mankau Verlag

Hilfreiche Links

Azidose-Behandlungen, -Massagen und -Seminare

In Hamburg – Azidose-Massagen nach Dr. Renate Collier: Barbara Simonsohn
www.Barbara-Simonsohn.de

Bundesweit – Azidose-Therapie-Seminare nach Dr. Renate Collier (zur Zeit in Hamburg, München und Berlin) sowie Azidose-Kuren: Barbara Simonsohn
www.Barbara-Simonsohn.de

In Hamburg-Volksdorf – Azidose-Behandlungen und Basenfasten-Seminare: Ilona Schütt
www.basenfasten-hamburg.net und
www.azidose.net

In Berlin, auf Rügen und in Italien – Azidose-Seminare: Sebastian Bartning
www.bartning.de

In Hannover – Behandlungen und Basenfasten: Daniela Lange-Grönwoldt
www.shiatsu-heilpraktikerin.de

In Unkel bei Bonn – Massagen, Basenfasten, Fasten: Heike Marmann
www.shiatsu-praxis-marmann.de

Auf La Palma – Azidosekuren und Teilfasten: Halima Neumann
halineu@gmail.com

Am Bodensee – (Mayr-Zentrum) Massagen nach Dr. Renate Collier: Judith Kampmann
www.dr-anam-cara.de

Basenprodukte/Rezepte

Dr. Jacob's Medical GmbH,
Platter Str. 92, 65232 Taunusstein,
Tel. 0 61 28-48 77
info@drjacobs.de
www.drjacobs.de

Entspannung/Stressabbau

Kurse im authentischen Reiki:
www.Barbara-Simonsohn.de

Wissenschaftliche Infos zum Säure-Basen-Haushalt

www.drjacobsweg.eu und
www.drjacobsinstitut.de

Newsletter basische Lebensweise

www.drjacobs-shop.de/newsletter

pH-Messstreifen

Apotheke oder gratis bei
www.drjacobs.de/ph-messung

Rezeptideen und Download des Rezeptbuchs »Simply Eat«

www.drjacobs.de/rezepte

Säure-Basen-Test nach Friedrich Sander

www.labor-bayer.de

Endnoten

1 Rauch, E., S. 45; siehe hierzu auch Worlitschek, M., S. 31: »Säure frisst Löcher in die Gesundheit. So wie die Säure einen Rostfleck am Auto bewirkt, fressen die überschüssigen Säuren Löcher in unsere Gesundheit.«

2 Jehle, S., Zanetti, A., Muser, J., Hulter, H. N., Krapf, R.64 (2006): Partial neutralization of the acidogenic Western diet with potassium citrate increases bone mass in postmenopausal women with osteopenia. Journal of the American Society of Nephrology: JASN; 17(11): 3213–3222.

3 Heine, H., »Von der Säftelehre zur Grundregulation – das bedeutendste wissenschaftliche Kontinuum der Medizingeschichte«, in »Erfahrungsheilkunde« (EHK), 55 (2006), S. 378–383

4 Dickreiter, Dr. med. B., S. 121

5 www.dge.de vom 3. Januar 2017

6 Vgl. Jacob, Dr. L. M. sowie https://www.hochdruckliga.de und https://www.rki.de

7 Dies zeigen etwa Studien der Harvard University und anderer Forschungsinstitute in den USA.

8 Ascherio, A.1, Rimm, E. B., Hernán, M. A., Giovannucci, E. L., Kawachi, I., Stampfer, M. J., Willett, W. C.: Intake of potassium, magnesium, calcium, and fiber and risk of stroke among US men. Circulation. 1998 Sep 22; 98(12): 1198–204

9 Vgl. Greger, M., S. 117f. und Fuhrman, J., »Eat for Health«, S. 47, 62, 66, 85 und 165

10 Vgl. Greger, M., S. 117f. und Fuhrman, J., »Eat for Health«, S. 47, 62, 66, 85 und 165

11 Vgl. Kleinewietfeld, M., Manzel, A., Titze, J., Kvakan, H., Yosef, N., Linker, R. A., Müller, D. N., Hafler, D. A. (2013): Sodium chloride drives autoimmune disease by the induction of pathogenic TH17 cells. Nature; 496(7446): 518–522.

12 Vgl. Jansson, B. (1996): Potassium, sodium, and cancer: a review. J Environ Pathol Toxicol Oncol; 15 (2–4): 65–73

13 Vgl. Sundelacruz, S., Levin, M., Kaplan, D. L. (2009): Role of membrane potential in the regulation of cell proliferation and differentiation. Stem Cell Rev; 5(3): 231–246

14 Vgl. Mancilha-Carvalho J., de J, Souza e Silva NA (2003): The Yanomami Indians in the INTERSALT Study. Arq Bras Cardiol; 80(3): 289–300

15 Vgl. Greger, M., S. 117

16 Vgl. Willcox, B., Willcox, C., Todoriki, H., Fujiyoshi, A., Yano, K., He, Q., Curb, D. und Suzuki, M. (2007): Caloric Restriction, the Traditional Okinawan Diet, and Healthy Aging: The Diet of the World's Longest-Lived People and Its Potential Impact on Morbidity and Life Span. Ann NY Acad Sci; 1114: 434–455

17 Vgl. Jacob, Dr. L. M., »Unter Druck? Bluthochdruck erkennen und natürlich senken«, nutricaMEDia 2019

18 www.DrJacobs.de

19 Vgl. Artikel »2040 bis zu zwölf Millionen an Typ-2-Diabetes erkrankt«, in: »Der niedergelassene Arzt« 04/2019

20 Vgl. Artikel »500.000 Neudiagnosen pro Jahr: Typ-2-Diabetes nimmt deutschlandweit zu«, in: »Der niedergelassene Arzt« 04/2019

21 KGMM Alberti, P. Zimmet, J. Shaw, The Lancet, 2005 – thelancet.com, und ES Ford – Diabetes care, 2005 – am Diabetes Assoc.

22 www.krebsdaten.de

23 Vgl. Sattler, U. G., Walenta, S., Mueller-Klieser, W. (2007): Lactate and redox

status in malignant tumors. Anaesthesist; 56(5): 466–469

24 Vgl. Gatenby, R. A., Gawlinski, E. T., Gmitro, A. F., Kaylor, B., Gillies, R. J. (2006): Acid-mediated tumor invasion: a multidisciplinary study. Cancer Res; 66(10): 5216–5223

25 Vgl. Jacob, Dr. L. M., »Prostatakrebs Kompass«, S. 59

26 Pirchl, M. u. a., »Effects of acidosis on brain capillary endothelial cells and cholinergic neurons: relevance to vascular dementia and Alzheimer's disease«, PMID: 16945219, DOI: 10.1179/016164106X130371

27 Zahlreiche Studien zeigen, dass Ammoniak bei der Alzheimer-Erkrankung eine wichtige Rolle spielt. Ammoniak beeinflusst beispielsweise Entzündungsprozesse und den Abbau von Proteinen, zum Beispiel des beta-Amyloid-Vorläuferproteins. Zudem wurden in Alzheimer-Patienten erhöhte Ammoniakspiegel in Blut und Gehirn nachgewiesen (Seiler, 2002). Schon im Jahr 1990 wurde in einer Studie festgestellt, dass vor allem zu Beginn der Krankheit im Gehirn von Alzheimer-Patienten verstärkt Ammoniak gebildet und freigesetzt wird (Hoyer u. a., 1990).

28 Vgl. Seiler, N. (2002): Ammonia and Alzheimer's disease. Neurochem Int; 41(2–3): 189–207

29 Vgl. Jacob, Dr. L. M., »Dr. Jacobs Weg«, S. 81

30 Vgl. Li, F. J., Shen, L., Ji, H. F. (2012a): Dietary intakes of vitamin E, vitamin C, and β-carotene and risk of Alzheimer's disease: a meta-analysis. J Alzheimers Dis; 31(2): 253–258

31 Straznicky, N. E., Lambert, G. W., Lambert, E. A. (2010): Neuroadrenergic dysfunction in obesity: an overview of the effects of weight loss. Curr Opin Lipidol; 21(1): 21–30

32 Yang, Q.1, Liu, T., Kuklina, E. V., Flanders, W. D., Hong, Y., Gillespie, C., Chang, M. H., Gwinn, M., Dowling, N., Khoury, M. J., Hu, F. B.: Arch Intern Med. 2011 Jul 11;171(13): 1183–91. doi: 10.1001/archinternmed. 2011.257. Sodium and potassium intake and mortality among US adults: prospective data from the Third National Health and Nutrition Examination Survey

33 Vgl. Ritz, E., Hahn, K., Ketteler, M., Kuhlmann, M. K., Mann, J. (2012): Phosphate additives in food--a health risk. Dtsch Arztebl Int; 109(4): 49–55

34 Vgl. Jacob, Dr. L. M., »Dr. Jacobs Weg«

35 Vgl. van Limburg Stirum, J., S. 81

36 Vgl. Cuomo u.a., 2002, zitiert in Jacob, Dr. L., »Dr. Jacobs Weg«, S. 238

37 Zitiert nach Jacob, Dr. L. M., »Dr. Jacobs Weg«, S. 409

38 Sander, F. F., »Über Genese und Pathologie latenter Azidosen«, in: »Der Deutsche Apotheker«, 21. Jahrgang vom Mai 1969, S. 3

39 Vgl. Jacob, Dr. L. M. »Dr. Jacobs Weg«, S. 410

40 Vgl. Vorster, A., S. 75

41 Vgl. Spork, P., S. 235

42 https://drjacobs.de/de/ratgeber-anfordern.html

Register

Unsere Buchtipps!

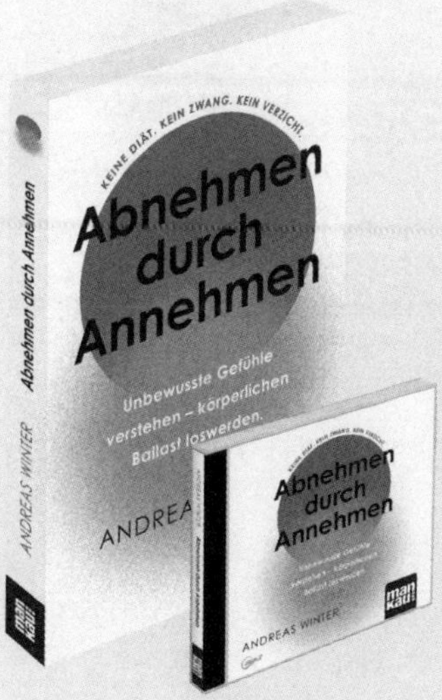

Andreas Winter

Abnehmen durch Annehmen

Unbewusste Gefühle verstehen – körperlichen Ballast loswerden

Buch: 18,00 € (D) | 18,50 € (A)
ISBN 978-3-86374-794-7 · 190 Seiten

Hörbuch: UVP CD 18,00 € | 18,50 € (A); Download 12,99 €
ISBN 978-3-86374-797-8 · ca. 300 Min.

Andreas Winter zeigt Ihnen einen neuen Weg aus dem Kreislauf von Frustessen, Selbstkritik und Diätversagen, indem Sie lernen:
- *wie frühkindliche Prägungen Ihr Essverhalten bis heute beeinflussen,*
- *wie Sie emotionale Knoten lösen können und*
- *wie Sie ein neues Verhältnis zum Essen und zu Ihrem Körper entwickeln und ganz ohne Diät dauerhaft zu Ihrem Wohlfühlgewicht finden.*

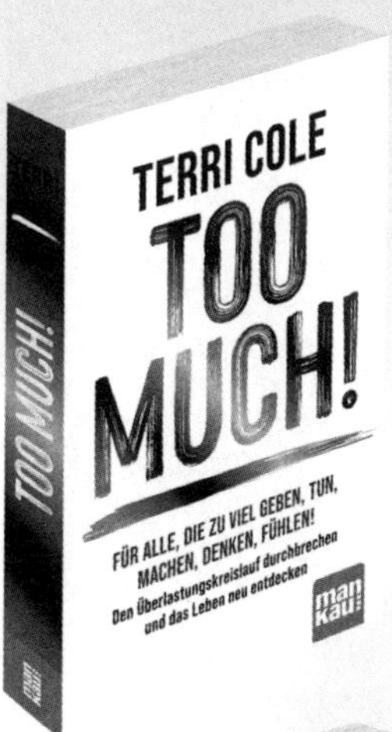

Terri Cole

Too Much!

Für alle, die zu viel geben, tun, machen, denken, fühlen! Den Überlastungskreislauf durchbrechen und das Leben neu entdecken

22,00 € (D) | 22,70 € (A)
ISBN 978-3-86374-767-1 · 270 Seiten

»(...) Praktische Reflexionsübungen, hilfreiche Beispiele und klärende Impulse machen das Buch zu einer wertvollen Ressource für alle Frauen, die nicht länger im Funktionsmodus gefangen sein wollen, sondern authentisch leben möchten.«
moment by moment

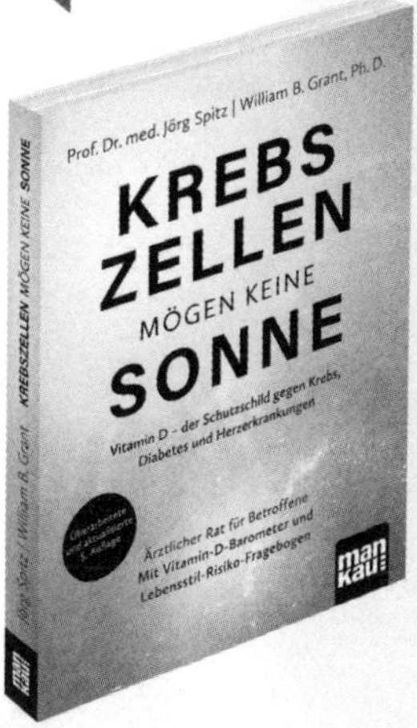

Prof. Dr. med. Jörg Spitz | William B. Grant, Ph. D.

Krebszellen mögen keine Sonne

Vitamin D – der Schutzschild gegen Krebs, Diabetes und Herzerkrankungen
Ärztlicher Rat für Betroffene

18,00 € (D) | 18,50 € (A)
ISBN 978-3-86374-764-0 · 158 Seiten

»(...) Der Ratgeber liest sich ausgesprochen spannend und ist leichtverständlich auch für den interessierten Laien. Und es tut auch einfach gut zu erfahren, auf welch einfache Weise man sich selbst und seiner Gesundheit ohne jegliche Risiken und Nebenwirkungen so viel Gutes tun kann!« pnp.de

Unsere Bücher erhalten Sie in Ihrer Buchhandlung!
Besuchen Sie auch unsere Internetseite mit Leseproben, Autorenvideos, Newsletter, Bestellmöglichkeit und mehr: **www.mankau-verlag.de**

mankau

Unsere Buchtipps!

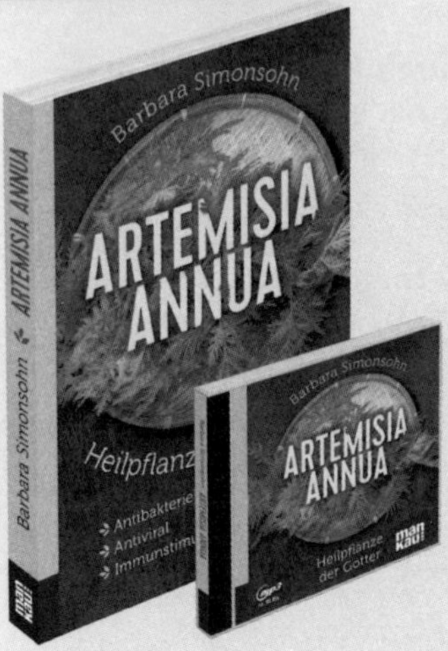

BEST SELLER

Barbara Simonsohn

Artemisia Annua Heilpflanze der Götter

Antibakteriell – Antiviral – Immunstimulierend

Kompakt-Ratgeber: 8,99 € (D) | 9,20 € (A)
ISBN 978-3-86374-474-8 · 127 Seiten

Hörbuch: UVP CD 12,99 € (D) | 13,40 € (A);
Download 7,99 €
ISBN 978-3-86374-724-4 · ca. 159 Min.

Der Bestseller-Ratgeber zu einer der erstaunlichsten Heilpflanzen – dem Einjährigen Beifuß.

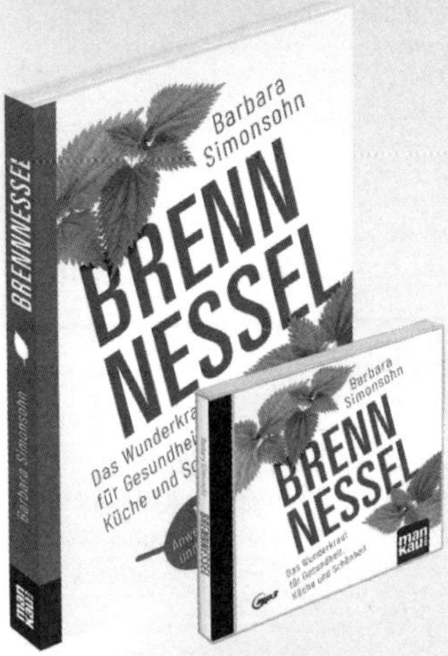

Barbara Simonsohn

Brennnessel

Das Wunderkraut für Gesundheit, Küche und Schönheit. 101 Anwendungen und Rezepte

Kompakt-Ratgeber: 12,00 € (D) | 12,40 € (A)
ISBN 978-3-86374-652-0 · 158 Seiten

Hörbuch: UVP CD 12,99 € (D) | 13,40 € (A);
Download 9,99 €
ISBN 978-3-86374-798-5 · ca. 177 Min.

»Das Besondere an diesem Ratgeber (...) sind viele Tipps, verbunden mit viel persönlicher Erfahrung, was das kleine Büchlein umso spannender macht.« Lachesis-Newsletter

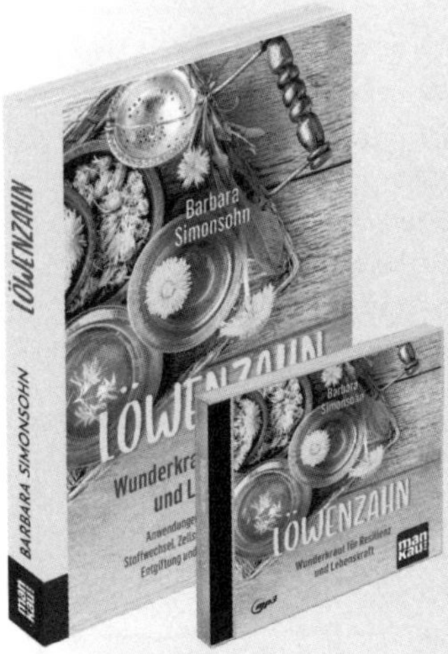

Barbara Simonsohn

Löwenzahn

Wunderkraut für Resilienz und Lebenskraft

Kompakt-Ratgeber: 12,00 € (D) | 12,40 € (A)
ISBN 978-3-86374-694-0 · 158 Seiten

Hörbuch: UVP CD 12,99 € (D) | 13,40 € (A);
Download 9,99 €
ISBN 978-3-86374-799-2 · ca. 167 Min.

»Barbara Simonsohn hat es mit diesem Kompakt-Ratgeber geschafft, sowohl den Stand der Forschung als auch gut belegte Anwendungsmöglichkeiten verständlich, gut leserlich und alltagstauglich zur Verfügung zu stellen.«
Verein Wildkräuterleben.at

Unsere Bücher erhalten Sie in Ihrer Buchhandlung!
Besuchen Sie auch unsere Internetseite mit Leseproben, Autorenvideos, Newsletter, Bestellmöglichkeit und mehr: **www.mankau-verlag.de**

mankau